潛意識讓你心想事成

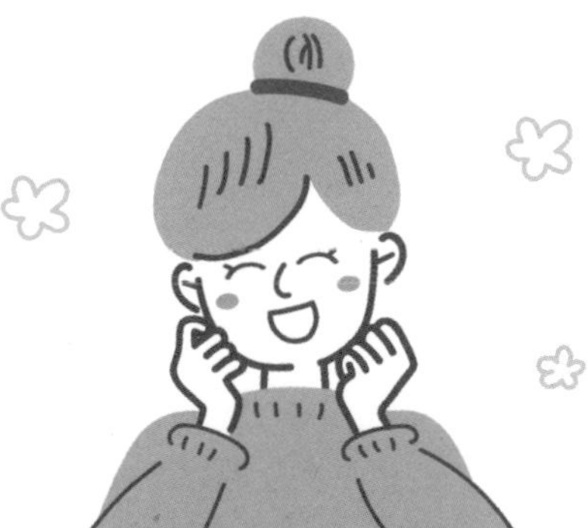

全脳活性で潜在意識を書きかえる

活化大腦，讓現實如你所願

山岡尚樹／著　楊毓瑩／譯

前言——大腦是工具，「你」的意識才是主人

大家好，我是本書的作者山岡尚樹。

感謝你購買這本書。

二十四年來，我已經指導超過十一萬人如何開發各種潛能，並協助他們改變人生。

我想要透過本書告訴大家，**「只要改變大腦的使用方式，改寫潛意識，人生就會翻轉！」**

留意大腦的使用方式，自在運用大腦，自然就可以改變潛意識並翻轉人生。不僅個性、能力、運氣、健康都會變好，願望也會加速實現。**我將在本書中介紹各種能快樂、輕鬆實踐的方法。**

每天去做適合自己的方法，至於覺得較為困難的方法，則可以兩天做一次。

只要持之以恆，一定能慢慢改變大腦的使用方式，甚至很多人在幾天內就能感受到自己的變化。**最快三週，最慢三個月，你的人生就會產生戲劇性的變化。**

前面一直提到「大腦的使用方式」，但其實**幾乎所有人都不是自己大腦的使用者，反而是被大腦操控**。

請回想一下你每天的生活。

我想大家都有過類似以下的經驗。當心情很好，對任何事都躍躍欲試的時候，事情總是會進展得很順利。

相反地，當情緒低落，內心充滿不安和恐懼，麻煩事就會接踵而來。「禍不單行」「屋漏偏逢連夜雨」「雪上加霜」等都是在形容這樣的狀況。

那麼，為什麼會產生讓一切順利的「正向情緒」，和招來壞事的「低落情緒」？這是因為人的情緒會因特定事件而變得積極或消極。而積極和消極的情緒又會影響到行為，因此引發一連串好事或壞事。

也就是說，先發生了一件事，接著大腦會對這件事做出開心或不開心的反應，並賦予意義，之後就改變了我們的行為和現實。

這就是人被大腦操控的狀態。在這樣的狀態下，人生將會缺乏自我意識，大腦反而成了主人。

「大腦」是人生的主人，這句話聽著有些詭異。因為**自己的人生應該由自己的「自我意識」做主，而不是大腦。大腦不過是創造美好人生的工具**。

就這點上來說，我們可以先幫大腦做一些暖身運動以做準備。

首先是讓大腦覺得舒適。簡單來講就是讓大腦習慣開心、快樂、舒服的感覺。

當大腦感到「愉快」，看待事情的角度也會跟著改變，自然會注意到快樂、開心的事，用愉快、積極的態度做事。這麼一來，很多事情就會往好的方向發展。

這就是「把大腦當作工具使用」。換句話說，你不是對已經發生的事情產生反應，然後讓現實照自己的反應發生，**而是讓大腦處於愉快的狀態，並且讓現實如你所願**。

這種時候很重要的一點就是**活化全腦**。

細節我會在本文中介紹，總之人的大腦分為三層構造，分別是作為「思考腦」的大腦新皮質（neocortex）、「情緒腦」的「邊緣系統」（Limbic system）以及「生存腦」的腦幹。人類大腦的大腦新皮質相當發達，擅長「思考」，容易被思考限制，而思考的基盤則是「情緒」和「生存」。

重新認識這三種功能，在全腦活化的狀態下使用大腦，就能夠改變潛意識、改變人生。

在此，希望讀者可以先暖身一下再繼續閱讀本文。

請輕輕闔上眼、慢慢地大口吐氣。

吐氣的同時，想像所有的疲倦、壓力、不安及恐懼，像一團黑色雲團往體外散去。

接著，在吸氣時，想像吸入了發亮的能量。從鼻子吸入，竄流至喉嚨、肺部、心臟、胃、腸、手腳等身體各角落，淨化你並且給你力量。

請重複這個動作多次。大口吸氣、吐氣、吸氣、吐氣……。

請靜靜地張開眼。

很好，可以進入本文了！

◎目次

第一章 全腦活化的關鍵！製造「大腦的快樂迴路」

第二章

養成正確心態讓你心想事成的「思維模式」

第三章 聲音與香味能瞬間改變腦波！「大腦活動」

第五章

加速願望成真的「能量訓練」

體驗談

第一章

全腦活化的關鍵！
製造「大腦的快樂迴路」

大腦對「負面」的反應比對「正面」的大

改變大腦，就能重設潛意識，翻轉人生。

大腦是工具，自己的意識才是主人。

因此，如果能妥善運用大腦這個工具，人生就會變得趣味無窮。

在「前言」中也說過，這是我在本書中想傳達的主要訊息。接下來會具體介紹達成這個目的的方法。

在此之前，要稍微介紹一下大腦的兩個特性。只要了解這兩點，就能明白為什麼在各章中介紹的訓練可以奏效。

大腦的第一個特性是，**對負面事物的反應比對正面事物強烈**。換句話說，比起開心、快樂、安心的事物，我們對會引發恐懼、憤怒或焦慮的事物，反應更強烈。

這種反應是天生的，因為人類等脊椎動物必須在嚴苛的環境中繁衍子孫、延續物種。

例如，假設有一隻動物遇到會威脅自己生命的敵人，並感到「恐懼」。這樣的情緒就會引發「逃跑」的行為，以讓這隻動物避開危險。

並且，當感受到「憤怒」，會進入「戰鬥模式」，與對方爭鬥、打倒敵人並排除危險。此外，「不安」的情緒會令人們對周遭的氣氛更敏感，有助於及早察覺危險。

也就是說，**負面情緒有助於保護自己的性命**。

順道一提，在這樣的情緒中，動物體內會分泌腎上腺素、去甲腎上腺素、皮質醇等荷爾蒙。這些荷爾蒙會使我們瞳孔放大、心跳加快、血壓上升、肌肉充血，讓我們在面對危機時，可以產生瞬間且爆發性的行為。

可見，**大腦對負面事物有反應是很自然的事**，所以不必在意。

你不須自責「為什麼我想法這麼負面」「為什麼我不能積極一點」，甚至也不必努力「變積極」。

甚且不必覺得「不能這麼消沉！」而壓抑自己的負面情緒，或者認為「（雖然心情沉悶）我一點都不負面！」而隱藏自己的情緒。

最好的做法是，察覺自己的負面情緒，承認自己「情緒有點低落」，而不是一直想找出情緒低落的原因。並且，請去做接下來要介紹的訓練。只要跟著做，大腦自然就會變正面。

這裡說的**正面是指「愉快」，負面則是指「不快」**。只要讓大腦開心、處於舒服的狀態，身心、看待事物的角度以及隨後的行為都會跟著改變，成功開創截然不同的人生。

大腦無法「區別現實與想像」

大腦的第二點特性是，**無法分辨身邊實際發生的事實和心中的想像**。應該說大腦會把想像當成現實，配合想像連結突觸。

或許有些讀者也知道，運動員會利用大腦的這個特性，進行想像訓練。

例如，短跑選手如果逼真地想像自己百米短跑步刷新了自己的紀錄，會發生什麼狀況呢？研究顯示，他們的血壓會升高、心跳加速，跑步時用到的肌肉也會真的動起來。

再舉一個更貼近生活的例子，光是想到檸檬或酸梅，就會覺得真有酸味並分泌出唾液吧。

這也是因為大腦把想像當作現實，配合想像引發的身體反應。

受傷患者和術後患者的復健治療，也會用到想像訓練。研究顯示，對手腳行動不便的患者進行訓練或治療時，讓他們想像動作自如的樣子，治療結果比沒有進行想像訓練時好。

就像這樣，許多人都認同**想像會帶來身心變化並且成真**，而且也早已運用在各種領域中。

「快樂迴路」與「不安迴路」

終於輪到各位讀者了，大家想創造什麼樣的人生呢？

例如，腦中想著「自己過得很充實幸福」「感到很開心、興奮」時，腦內就會建立起充實幸福、開心興奮的大腦迴路。

反過來說，如果想像的是「我過得不充實也不幸福，我需要更多錢和地位！」「我真是個差勁的人，怎麼辦」等等的話，就會打造這樣的大腦迴路。前面稱為「快樂迴路」，這種迴路則叫做「不安迴路」。

快樂迴路和不安迴路都會以各自的方式引發身體反應，改變現實。

當快樂迴路運作，大腦會分泌血清素、催產素、多巴胺等「幸福荷爾蒙」，讓人們知足快樂，覺得全世界的人都站在自己這一邊、祝福自己，什麼事都能順利進行。

當不安迴路運作，情況就完全相反。大腦會分泌腎上腺素、去甲腎上腺素、皮質醇等「壓力荷爾蒙」，讓人們越來越緊張，無法冷靜下來。

在這樣的狀態下，即便三思而後行，事情也不會進展順利。

其實，**多數人沒意識到自己是被快樂迴路和不安迴路操控著**。因此，原本自己才應該是人生主角、運用著大腦，卻在不知不覺中被大腦控制。

一旦當被大腦控制，個性、能力、機會、運氣、健康狀態以及所有願望成真的速度，都會在不知不覺中全由大腦掌控。

請扭轉這樣的關係，重新為自己的人生做主。無論個性、能力或實現願望的速度，應該都由自己控制。

我們處於「現實」之中，或許普遍會認為「現實」堅不可摧、是實體和客觀的，存在於我們之外。然而，實際上卻不是這樣。我們所認知的現實，並不是堅不可摧或客觀的，而是自己的內在，也就是意識和腦內迴路的投影。因此，你可以慢慢改變現實。

說直白一點，打造新的腦內迴路，改寫潛意識，現實就會產生顯著的改變。

我們受制於潛意識

在這裡要重新介紹一次潛意識。

我們可以用冰山來比喻人的潛意識。

冰山露出水面的一角不過是整個冰山的一成，也就是冰山一角，是我們能自覺到的「意識」。現在也有人用顯意識來表示這部分的意識。

而海面下存在著其餘的九成意識就是潛意識。

換句話說，潛意識就是無意識的世界。平常不會進入意識的創傷、阻礙，或限制我們行動的精神障礙或問題，通常會都會被封存在潛意識。

其實，**主導人們行為的最大力量，不是意識而是無意識，不是顯意識而是潛意識**。

例如，人們在日常生活中會使用筷子、騎腳踏車。做這些事情的時候，我們不會刻意告訴自己「先用拇指、食指、中指夾住一根筷子……」「左右腳交互採踏板」，就算一開始須要練習，最後也會很習慣這些動作。

顯意識和潛意識的關係就類似這樣。也就是說，雖然一開始由顯意識主導，但重複練習多次、學成功之後，就會變成由潛意識主導，自動做出這些動作。

感受上的傾向也是這樣養成的。簡單來講，如果做A這件事的時候，多次感到「痛苦」，「A這件事很痛苦」的觀念就會根深蒂固植入潛意識裡。同時，當想起A或者遇到會聯想到A的事情，就會產生痛苦的情緒，限制我們的行為。

就這層意義來講，**潛意識是「對已發生的事賦予意義，以及意義的累積」。換句話說即「過去的自我意識」**。

先「討好」大腦

很多人都改不掉這樣的感受傾向，進而放不下內心的創傷和障礙。然而我認為，太在意這些東西，不僅沒有意義，甚至還有害。

我的意思是，**像創傷或障礙這類無形的東西，越在意它們的存在，它們就越頑固，難以擺脫**。例如，當同一件事情失敗多次，最後認定「我就是不會○○」，你就會不斷加強我就是「越不會做○○」的想法。

那麼，該怎麼做才能從這樣的「束縛」解脫？

我認為並不是面對創傷、努力克服就好，還要聽聽愉悅的音樂、聞聞令人陶醉的香氛，讓大腦處於舒適的狀態。也就是「**討好大腦**」。

大腦開心後，意識就不會轉向創傷或障礙等過去的事件，而是會朝向你想要的未來運轉。同時，大腦會開始如實地想像你所期盼的未來。這麼一來，**由於大腦分不清楚現實和想像，因此會把你期盼的未來當作現實，採取恰當的行動**。並且，在持續想像的過程中，你的想像最終會進入潛意識，自動運轉成真，就像拿筷子一樣自然。

思考腦・情緒腦・生存腦

大腦作為工具，究竟呈現怎麼樣的結構，各部位又負責哪些功能？了解這些也是得以徹底運用大腦的重要關鍵。家電的使用手冊也會記載「各部位的名稱和作用」吧。我的意思就是這樣。

大腦內部呈現以下三層構造。讓我簡單說明一下每層構造的功能。

●大腦新皮質（思考腦）

位於腦部最外側，也稱作**「靈長類的腦」**。分為左腦與右腦，有各自負責的功能。

左腦擅長「語言思考」，負責邏輯、計算、判斷、分析等功能。左腦的特色是會區分「你」「我」和「那裡」「這裡」等各種狀況並思考。這是對應有形物理事實，也就是**顯意識的腦**。

右腦擅長「圖像思考」，負責直覺、想像及創作等功能。右腦的特色是可以融合、調和所有事物，也可以與無形的資訊產生共鳴，是與深廣的精神世界，也就是**潛意識連結的腦**。

●邊緣系統．間腦．松果體（情緒腦）

大腦新皮質的內側是被稱作**「哺乳類腦」**的邊緣系統和間腦。

這個部位除了執掌本能、喜好、情緒、意欲之外，也負責調節各種荷爾蒙的分泌。它也是控制幸福感的腦。

另外，松果體位於間腦後方。一般認為，松果體與「眉心輪（第三眼）」緊密相連。據說松果體活躍時，人就會打開超感官知覺，產生超能力，突破三次元的界線，讓意識進入各種次元。松果體也可說是發掘未知潛能的器官。

●腦幹（生存腦）

位於腦部最深處的是腦幹。腦幹也被稱為「爬蟲類腦」，負責調節呼吸、體溫、心跳、睡眠、覺醒、肌肉運動、消化吸收等維持個體的生命。

腦幹運作活躍的人，外表看起來會很年輕。這樣的人健康狀況良好，受傷和生病時都能很快復原。所以，只要這個部位活躍，就能提升自癒力和有效抗老。

活化擁有三層結構的全腦，就能打開各種能力的開關，在短期內變成自己所憧憬的樣子。這個能力就潛藏於我們每個人的腦中。

想要活化全腦，發揮多種潛能，要靠以下介紹的三種訓練。

打造大腦快樂迴路的「大腦運動」

大腦運動的目的在於建立快樂迴路，隨時隨地都能自由啟動它。換句話說，這個運動可以讓你不再被腦這個工具使喚，而是用自己的意志控制腦。

大腦的 3 層結構和功能

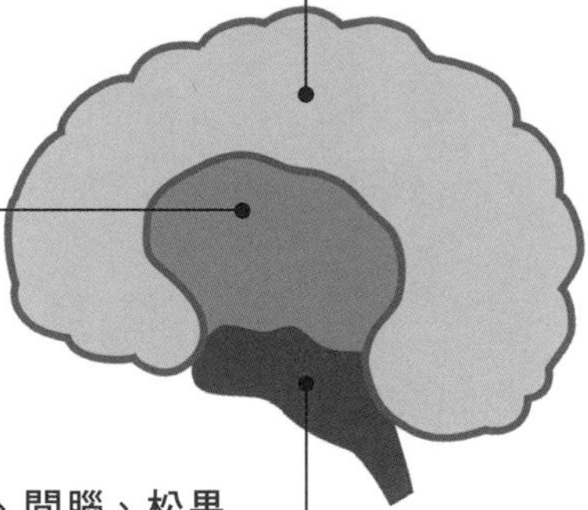
思考腦
大腦新皮質（靈長類腦）
左腦（語言腦）：邏輯、計算、判斷、分析、比較、顯意識
右腦（圖像腦）：直覺、想像、共振共鳴、融合、潛意識
情緒腦
大腦邊緣系統、間腦、松果體（哺乳類腦）
本能、喜好、情緒、意欲、調節荷爾蒙分泌、第六感、控制幸福感
生存腦
腦幹（爬蟲類腦）
呼吸、體溫、心跳、睡眠與覺醒、肌肉運動、消化吸收、自癒力、抗老化

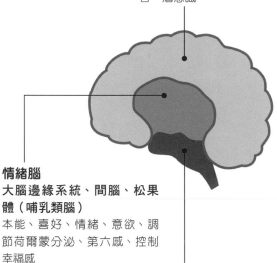

習慣這個運動之後，無論遇到任何狀況，都能讓大腦處於「愉悅」狀態。而且可以，像轉換電視頻道一樣，**自由改變腦波**。

進行大腦運動需要幾項工具，包括用來想像光線的聲音、可以發出特定頻率的調諧器，以及直接傳送至大腦核心的香氛等。請利用這些頻率調整工具，讓大腦感到舒服。除了香氛無法在本書中提供，附在各頁中的QR碼和網址，都能下載到音檔。這些資訊都會一併放在內文（音檔連結網站為日文）。

另外，大腦運動的最終目標，是讓你即使不透過聲音和香氛等工具，也能自由控制腦波。

大腦運動的詳細內容，請參閱第三章。

了解自己真正想要什麼的「想像運動」

想像運動的目的，是讓沉睡中的右腦甦醒，並幫助大家明確描繪願望，以及如實想像願望達成後的模樣。

在這過程中，最重要的就是**明確想像你真正想要的未來**。換句話說，很多人只會在腦裡想「希望自己不要變那樣」，想像著自己不想要的未來。

如果一直想著「我不想變成那樣」，大腦就會以為你的想像是事實，並朝那個方向運作。珍貴的想像力若被用在負面的方向，那就太可惜了。**請確實想像「憧憬的未來」，利用這股力量實現願望**。

想像，以及與深層意識、潛意識連結，是右腦擅長的能力。因此，請先啟動右腦，與自己的深層意識連結，讓深層意識為自己發聲。這麼一來，就會清楚知道自己靈魂深處真正期待的未來是什麼樣子。

這個活動會使用到的工具是「想像圖」（第一二四頁）。想像圖是可以幫助各位具體寫下理想未來的工具。可以寫下三個月、一年或三年後想變成什麼模樣，也可以用這張表來決定自己要怎麼度過今天。

我也經常使用這張圖，是很方便、有意義又有效的工具。

活用這個想像圖，內心深處的「理想自我」將不再只是願望，而是確實可以實現的信念。

想像力活動的詳細內容，請參閱第四章。

加速實現願望的「能量運動」

能量運動的目的是**感受自己身上的各種能量，並自由運用**。這麼一來，就可以加速實現願望，而且還能療癒自己和別人、改寫潛意識。

能量運動還可以讓你知道體內的能量是否停滯不動，以及促進能量的循環。

當能量循環良好，不但願望可以加速實現，身體上的小問題也可以迅速復原。

另外，你也會清楚察覺自己過去的執念、偏見以及自己被束縛在過去，且了解到「這些根本就不重要，只要改變自己現在的能量，就能從所有限制中解脫」。一旦能做出這樣的改變，**好事和幸運都會接踵而至**。

能量運動的詳細內容，請參閱第五章。

以上三種運動——大腦運動、想像運動及能量運動——是本書主要的訓練。綜合運用這三種運動，讓整個腦部活化的方式就稱為**「全腦活化法」**。

我在接下來的第二章，將介紹這三項主要運動的基礎——調整心態。調整心態就好比暖身操，也可以說是替過去大掃除，做好準備讓你成為理想中的模樣。首先，請先從調整心態開始學習。

全腦活化法綜合概念

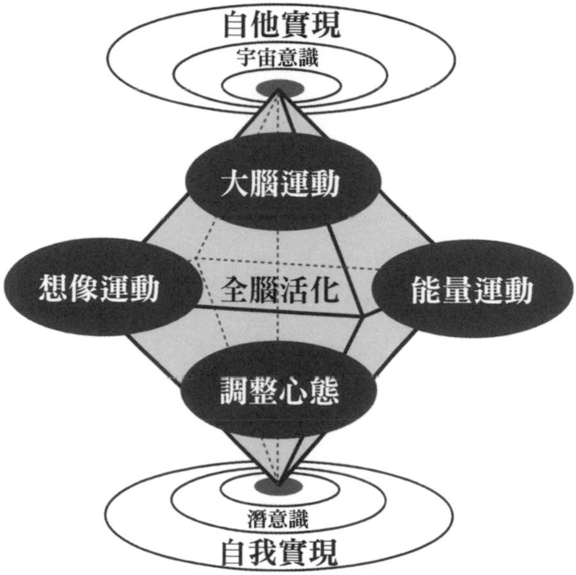

大腦運動
建立快樂迴路、控制腦波。→第三章

想像運動
活化右腦、培養清楚想像願望的能力。→第四章

能量運動
改寫能夠實現願望的潛意識，讓自己擁有療癒自我與他人的力量。→第五章

調整心態
學習正確心態以實現願望。這也是各種訓練的暖身操。→第二章

「工作、收入」心得文

財源滾滾來

在不景氣中，我還能領到一．五倍的獎金。受傷請假時，領到的傷病補貼也高於預期，而且還有臨時收入。

另外，我不只會注意支出，也開始會留意收入。買東西時不再因為便宜就亂買，而是會買自己真正「想要！」的東西，這樣的變化增加了財富的流動性。我父母因為擔心疫情，也時不時要送食材給我，幫了我很大的忙。

我會定期寫「想像圖」，把「想像圖」化作圓形氣團，並內化至自己心裡。也會做誘導冥想，讓自己捨棄不必要的金錢觀。

工作上，我每天寫「想像圖」，面對自己的內心，因此逐漸了解自己想做的事是什麼。我利用莫比烏斯環連結了擁有財富的自己和未來那個做喜歡的事的自己。（E・H／女性）

達成期望中的月營業額！

我在心中想了一個希望這個月可以達成的金額，並利用莫比烏斯訓練，想像自己手中的帳簿上印著這筆金額，結果真的實現了。不知道是不是因為我持續進行莫比烏斯訓練，我的人脈越來越廣，幾乎都是透過介紹接到工作。（Y・M／女性）

作品銷售量超乎預期

我的職業是用天然石創作珠寶。自從我開始進行書裡的運動後，就更能感受到天然石的能量。

我知道莫比烏斯訓練的效果迅速，因此我在作品的展覽導覽卡上進行這項訓練後，作品銷量高出預期許多。老實說，我本來還沒期待這個活動效果有多好。

確定我有把能量發揮出去，是件令人開心的

事。（K．E／女性）

學生和教室都變多了

我接下一位資深老師的補習班後，學生人數大減，正當我沮喪不已，我利用莫比烏斯運動將學生和自己連結起來。我想像自己笑著教導很多學生的樣子，就在我覺得一切都會「很順利」的時候，我的學生越來越多，也有三間補習班找我教課。我執行運動時腦海中浮現的景象，還真的成真了。

並且，當我每天都做環形能量訓練之後，也不再像以前那樣對金錢很沒安全感。（A．T／女性）

發現商機

移民後，我發現了新商機。（H．Y／男性）

可怕的職場環境獲得改善

我在公家單位擔任諮詢人員。過去的服務對象通常只有失業的人，但受到疫情影響，服務對象擴大至自營業主和自由工作者，申請諮詢的人數爆增。感到恐懼和不安的民眾在櫃台大排長龍，電話響個不停，導致工作現場氣氛緊張凝重，經常有許多人大聲咆嘯。

我的同事原本因為喜歡幫助人，所以才來從事這個工作，但現在心理健康也受到很大的影響。就在我經常利用環形能量訓練和香氛調整我的能量後，終於開始獲得其他部門的支援，逐漸改善了工作狀況。

雖然受到勞動方式改革的影響，服務單位落實極力減少加班的方針，但由於真的忙到無法在上班時間做完工作，所以服務單位還是允許我加班，我也用這些加班費買了埃及的香油和頻率調諧器。（E．I／女性）

上班時間變短了

我的薪水不變，但工作時數每天少了三十分鐘。覺得非常感恩。（N．S／女性）

一小時就做完原本要一星期才能做完的工作

我是一名心理諮商師。長年以來，我都認為收費低沒關係，能幫助客戶最重要，但當我決定要做讓自己和別人都幸福、讓愛循環的工作後，便開始有很多人報名了費用較高的長期課程。

過去，我覺得不投入時間和努力就沒有成果，承受著這種不必要的壓力，但現在，我擺脫了這樣的觀念，專注在「當下」。前陣子，我用一小時就做完一星期才能完成的工作，而且成果完全符合我的期待。（A．S／女性）

錄取競爭激烈的公司

有了自己想做的工作後，我便去應徵相關工作。但是，不只競爭激烈、考試難度高，公司想要的也是比我年輕的人才。我在等待結果的期間，不斷想像自己在那家公司上班的樣子。而且，不知道為什麼我很有信心「自己一定會上！」最後，我當然是被錄取了！（R．T／女性）

加薪又升遷

薪水變多了一點，而且公司還來問我要不要升遷。（K．S／女性）

兩個月的收入就超過去年年收

我開始進行書裡的運動後，兩個月收入就超過去年年收，輕輕鬆鬆達成八位數的營業額（Y．K／女性）。

月收增加十萬日圓！

每個月收入穩定增加約十萬日圓。也有人來報名費用較高的活動和課程。（H．Y／女性）。

開始從事對他人有益的工作

我的夢想是用自己的專業做對別人有益的工作，同時也能賺錢，這個夢想現在終於實現了。而且也獲得了主辦活動的機會。（K．K／女性）。

第二章

養成正確心態
讓你心想事成的
「思維模式」

「思維」代表心理狀態

一般所說的「思維模式」是指由過去的經驗、教育及成見所建立起的思考模式和固定思考方式。

但是，本書的「思維模式」是指**「能夠實現願望的心態」**。

例如，保齡球想打出全倒或射箭想正中紅心，都須要保持一定的姿勢。相同道理，想要實現願望，就要有正確的心態。

只要將正確調整心態，就能發揮各種活動和訓練的效果。因此，在進行活動和訓練前，請先確認心態調整好了沒。

讓願望成真最重要的就是心態。

心態調整好之後，就剩付諸行動。

實際上，覺得這些訓練效果不佳的人，問題大多不是出在執行方式錯誤，而是心態。效果不佳的人，要不是自我限制就是想法很頑固，這些問題才是導致訓練效果不彰的原因。

以下是培養正確心態的必備六點事項。

①超越自我實現，追求「自他實現」

拿起這本書的各位，都希望改寫潛意識，讓人生變得更好，並且讓夢想成真吧。以下四種人，哪種人最容易實現夢想？

①全心專注在自己的夢想上，努力實現夢想的人。
②忍耐再忍耐，協助別人實現夢想的人。
③好勝心強，想贏過別人，實現夢想的人。
④希望能同時實現自己和別人夢想的人。

稍微想一下就知道，答案是④。

①沒有不好，但這樣的人只能單打獨鬥。
②看起來很善良，但從長遠來看，會讓自己受不了，而且可能會產生成為犧牲品的

受害者意識。

③這樣的做法，不管我們自己有沒有意識到，其實是很多人的心態。至少在競爭激烈的社會中，很常看到這樣的景象。不過，應該沒有人會因為打倒別人而開心。

至少在競爭激烈的社會中生存，本身就是壓力。

④是這幾個選項中力量最大的。**人類在幫助別人的時候會感到快樂，並且產生行動的原動力**。這麼做也能實現自己的夢想，所以做什麼都很有幹勁。

老實說，我觀察學員上課狀況時，發現知道「自己想做什麼，自己做的事也同時能幫助別人」的人，成長幅度最大。也就是說，這就是形成關鍵差異的分水嶺。

就像這樣，我把創造自己和他人幸福的行為稱為**「自他實現」**。「自我實現」是一種限定在自我的思維，而自他實現是一種超越自我實現的新生活方式，我認為是最棒的心態。

請不要再為別人忍耐或心存競爭，先從自己開始，享受人生並做自己。同時，也讓別人享受他們自己的人生和做自己。自他實現就是**讓自己和別人一起幸福的心態**。

②不要被困在「創傷」和「障礙」裡

我已經在第二十六頁談過這個主題。

任何大大小小的創傷和障礙，都會刻印在潛意識裡，但希望各位不要被這些創傷和障礙困住。

我也曾試圖擺脫這些問題。

但後來發現到不過是徒勞無功。因為我不可能抹去所有創傷，而且新的創傷會一直出現。

如果一直把注意力放在治療創傷、障礙上，反而可能因此被束縛住。這有點像是一直去碰結痂的傷口，結果使傷口變深。

我認為，就算創傷和心理障礙是人生的煞車器，但車子（人生）如果少了油門和煞車就無法行駛。

因此，人生有創傷和心理障礙也照樣能過得很好，不必煩惱要怎麼治療。

創傷和障礙都是過去的產物。而過去是我們對已發生的事情賦予主觀上的意義和對相關事情的記憶。因此，只要對事情有新的詮釋，心態就會改變。

請不要再被過去的產物困住，並將意識集中在「當下」，及時選擇自己的人生樣貌。**過去和未來都是「當下」累積而成的。**也就是說，充實「當下」，現在、過去、未來都會變得精采又幸福。

③告訴自己「想做就立刻行動」

若想專注於「當下」，決定自己想要的人生樣貌，**我們需要的是感覺而非思考，是來自於感覺的直覺。**

好聞的香氣會讓人心情放鬆；好聽的音樂會令身體產生舒服的共鳴。

請重新打開感官，體驗這些感覺。

未來將是跟著感覺而非思考走的時代。過去主要都以思考為優先，我們之所以會猶豫「不知道哪個好？」正因為是用理性思考。若能擅用感覺，就不會感到迷惘。

感覺是靈魂的聲音，也可以說是內心真正的想法。直覺也來自於內心，請仔細聆聽並尊重心的聲音。

當直覺告訴自己該怎麼做，去做就對了。如果第六感覺得「應該去某個地方」，就請馬上出發，在路途中可能會遇到好事或產生新的靈感。

如果照著直覺做卻沒有任何改變也不要氣餒，多次落實**「跟著直覺走」**之後，自然會知道什麼才是「對的」直覺。

④行動前先開始大腦的快樂迴路

接下來要介紹活化大腦法，但在實際執行前，請務必確定你已經打開了大腦的快樂迴路。

利用音樂和香氛，就能在短短數秒內啟動快樂迴路。或者，如果「有一個東西可以令你忘掉一切討厭的事物變開心」，就請想像這個東西。

相反地，希望各位不要在不安迴路的狀態下進行這些活動。在不安和焦慮中進行活動，不會有什麼效果。

每天只要花三分鐘就可以打開快樂迴路的開關，因此無論有沒有要進行活化全腦的運動，都請盡量在早晚啟動快樂迴路，久而久之就會明顯感受到大腦的改變。

聽到我這麼說，大家一開始都會興致勃勃地照著做。但等到約一週後就會膩了，想著「算了」。

這樣真的很可惜。請一定要持續做三週左右。只要三週，快樂迴路就會開始固定下來。這麼一來，無論遇到任何事，你都會覺得「沒關係，一定有辦法解決」。在這樣的狀態下進行想像，才能產生驚人的變化。

⑤變的不是別人和環境，而是自己

進行本書介紹的全腦活化法，你的世界就會逐漸改變。我想用具體例子來告訴你，所謂的「變化」是什麼。

例如，第一一二頁介紹的「莫比烏斯訓練」能大幅改善人際關係，因此是很受歡迎的活動。

新手常常期待莫比烏斯活動能夠改變對方和環境，使身邊的人都對自己很好。

實際上，我們改變不了外部世界。改變的不是對方、身邊的人或環境，而是自己。

莫比烏斯活動會帶來的效果並不是把對自己不友善的人變友善，**而是讓「自己」**不

再介意對方的冷淡態度。

「他本來就是那樣的人」（這也是事實），你的想法會有這般改變。

這麼一來，你與對方的關係就會產生戲劇性的變化，因為**對方也感受得到你磁場的變化**。人類這種生物並沒有那麼遲鈍。無論對方有沒有察覺到，你的能量變化一定都會影響對方的身心。

剛開始或許無法了解這一番話，這也沒關係。請進行莫比烏斯活動，你就能愉快地感受到對方的變化。在你反覆執行後，就會發現，改變的不是對方而是你自己。

其他活動也一樣。**改變的是你的腦內迴路、潛意識以及你自己。**

這些改變讓自己的世界產生了變化。

⑥不執著於達成目標的過程

我們生活在三次元的世界。這個世界由長、寬、高三個維度所構成，時間往單一方向流逝。如果被這樣的三維空間和時間制約，我們就會過度重視願望實現的過程。

例如，很多人立定目標，「想要完成某個夢想」後，就會開始擬定程序，包括「要達成目標，首先要這麼做，接著要完成那件事，然後再……」。這種人通常會認定想要達成目標，就必須一一走完程序。

不過，我希望各位擺脫這樣的制約。

想要實現夢想，確實須要先有一個明確的夢想。然而，有了明確的夢想之後，若希望夢想迅速成真，就別認為一定要怎麼做才能實現夢想。

我們也可以跳過「先這樣再那樣」的制式計畫，以新奇的方式瞬間實現夢想。只要實踐本書介紹的活動，這樣的機會就會不斷降臨。當機會來臨，如果你還是固執地認為「接下來一定要這樣做」，就會錯失難得的大好機會。

因此，設定好明確目標後，不必太在意目標達成的程序。**即便發生預料外的事情，也只要順其自然即可**。

我剛剛講的是僵化的程序，也有人被條件綁架。

例如，「如果收入增加兩倍，我就會變幸福」就是被條件綁架。要達成「變幸福」的目標，被設定的條件就是要先「收入增加兩倍」。反過來講，若沒有滿足收入增加兩倍的條件，就幸福不起來。

得到幸福的方法，並非只有金錢。

你周遭或許就埋有很多幸福的種子。或者，很可能在你意想不到的時候，就會有好事降臨。既然如此，不要設定「收入增加兩倍才能幸福」的條件，才是聰明的做法。

不只不要被金錢束縛住。也要跳脫「這麼做就可以變那樣」的思維。**你的直覺會讓你以最快的速度找出最有效率的方法，幫你達成目標。**請丟掉不必要的限制，順從直覺，讓夢想成真。

讓你不再執著的「深層淨化運動」

人人都有綁住自己的「觀念」

從這裡開始，終於要正式進入活動的部分。

首先，請進行「深層淨化活動」，丟掉不必要的觀念。

很多人既「對未來沒有盼望」又不活在「當下」，而是困在過去。這些**妨礙你改寫潛意識和讓夢想成真的東西，就是稱為「觀念」的自我限制程式。**

觀念是我們對事物的主觀看法，是對某項事物抱有的觀感，簡而言之，就是當事人固有的信念體系和成見。

然而，幾乎沒有人有這樣的自覺，知道是自己賦予事物特定的意義。同時，由於把「意識」的主導權讓給了「潛意識」，因此各種觀念便在不知不覺中進入潛意識中。

在這樣的狀態下，一旦你想去做一件事時，累積在潛意識中的負面觀念就會湧上心頭。然後，你就會開始哀怨「算了吧，以前做不到，現在也一樣」，扯自己後腿。

最重要的是察覺自己有哪些觀念，淨化並且讓這些觀念昇華。

那麼，具體是哪些觀念須要被淨化呢？

我歸類出了下列幾種。

- 自我概念與自信觀
- 金錢觀
- 人際關係和伴侶觀念
- 時間觀念
- 健康觀念

接著來一一了解詳細內容。

自我概念與自信觀

首先，最多的就是對自己和自信的觀念。

其中最常見的就是「沒自信」「覺得自己沒價值」，很多人常把類似的說法掛在嘴邊。

第二多的是「我要努力避免自己被攻擊和排擠」。雖是自我防衛的本能，但這些觀念都會限制你的自由和選項，並且讓你不再期待「享受過程」。

第三多的是「不能只有我過得很好」。這也是相當常見的觀念之一。儘管我們嘴上說「才不是，我要先讓自己幸福」，但人這種生物，內心深處並不認同「獨善其身」的做法。

我在第三十九頁說過，要超越自我實現，追求自他實現的理由就在這裡。**一旦你的目標是讓自己和身邊的人過得幸福，潛意識就會下達許可指示**，因此一切就會順利成真。

我也常聽到別人把「我運氣很差」掛在嘴邊。如果想擺脫這個想法，可以試試每天重複告訴自己「我運氣很好，我超幸運！」我也曾經這麼做過，而且效果不錯。

然而，如果只是嘴巴說說，內心深處依然覺得「自己運氣背」，效果是不持久的。

因此，捨棄既有的觀念非常重要，做不做得到這一點，有很大的差別。我將在第五十七頁介紹簡單達到這個目的的方法，讓我們等等一起來看看怎麼做。

以下是一些常見的自我概念和自信觀，可以思考看看你是否也有這些想法。

・我沒有價值（沒自信、能力差）。
・我必須努力讓自己不被攻擊和排擠。
・現在的我糟透了。
・不能只有我過得很好。
・我絕對無法成功（我沒有成功的資格）。
・我改變不了自己。
・我做什麼都得不到讚賞。
・我很衰。

金錢觀

許多人對錢都有很負面的想法，例如覺得自己賺不到錢、錢不夠用、和錢無緣等等。很重要的第一件事是察覺自己的這些觀念。如果你沒有察覺自己的這些觀念，就算「想要」「更多」錢，潛意識裡根深蒂固的觀念也會變成絆腳石。

相反地，**經濟無慮、很會賺錢的人，不會讓自己被這樣的自我概念困住**。他們相信「錢一定會滾滾來」。

另一方面，無法想像「自己擁有富裕物質和財富」的人，就算有難得的機會出現在眼前，也會因為認為「不能拿」「反正得不到」而不會產生賺錢的動力，裹足不前。

這樣的想法不僅侷限在金錢觀上，很多來找我諮詢、感嘆「經濟狀況不好」的人，通常都只會一直說「經濟狀況不好」。

這時候我會問：「那你打算怎麼做？你做了什麼改善嗎？」

而得到的回答通常是「現在哪有餘力想這些」，因此我會告訴他們：「**現在不是想**

的時候，而是要立刻採取行動。改變自己的能量狀態，產生良好的循環，經濟狀況就一定能獲得改善」。

經常說「我和錢無緣」的人，就真的會口袋空空。

各位是不是常常覺得「自己和錢無緣」？不過請放心，你現在有機會可以檢視自己的金錢觀。要做的只是丟掉這些觀念。除了金錢觀，其他觀念也是如此，藉由機會讓你**察覺，然後丟掉固有觀念**。

以下是常見的金錢觀。

- 錢賺得不夠多。
- 沒有財運。
- 必須很努力和辛苦才能賺到錢。
- 有錢就會遭忌。
- 財富等於自由。
- 錢會越花越少。
- 錢很難賺。

人際關係和伴侶觀念

人際關係占了人生很大的一部分，所以是人們煩惱的來源之一。朋友和職場等一般人際關係或許還能掌控，但如果是家人，由於不是自己能決定的，因此往往令人覺得是一種「宿命」。

甚至有些人會覺得不管自己願不願意，家庭都像是身上背負的十字架。

雖然有點偏離話題，不過所有的孩子都是自己選擇父母而來到世上。就算是說「不記得自己選了這種父母！」的人，其實投胎前也已經設計了下一世的人生，選擇來到這一世父母的身邊，擁有這一世的體驗。很多小孩都有這樣的胎內記憶。

如果你能超越自己的顯意識，進入潛意識、集體意識及更高的宇宙意識，就能體悟到這件事，但請先記住，我們都是主動選了自己的父母，然後來到這個世界。

與另一伴的關係也是影響人生的因素之一。對「伴侶」的觀念，會決定你吸引來怎樣的人。一直愛上同一種人的人，或許是因為「我只能和這種人交往」的觀念太過根深蒂固。

說到人際關係，大家或許會想到「斬孽緣」的民俗方法。斬孽緣是好的，但如果你是抱著「不想再遇到爛桃花」的心態來斬孽緣，反而會爛桃花不斷。無論用盡任何方法，爛桃花都會以各種不同方式找上你。

爛桃花太多的人，請先明白是自身的觀念導致了這樣的狀況。在這樣的理解下斬孽緣，才能遇到對的人。

以下是常見的一般人際關係觀念。

- 待人要周到。
- 不能太固執己見。
- 不能讓別人有不好的感受。
- 別人會批評我、評斷我這個人。
- 每個人都想傷害我。
- 人人都想搶走我擁有的各種東西。
- 沒有人認同我。
- 沒人愛我。

・我是被害者，別人是加害者。
・別人比我優秀（比我差）。

時間觀念

很多人潛意識都認為時間永遠不夠用、總是被時間追著跑。我們要改變這種想法。**一旦改變了對時間的觀念，就能同時做很多事**，也會漸漸覺得自己本來就做得到。

請先認知到一點，時間不夠用、來不及的想法，會限縮你的能力，讓你認為「我的能力只到這裡」。

如果能消除這樣的想法，開始認為時間是無限且並行的，就能做到很多連自己都會覺得不可思議的事。

同時，你的人生將開始往多方發展。除了工作，還會有充足的時間娛樂、從事自己的興趣及做好健康管理。

以下是常見的時間觀念。

・我的時間不夠用。
・我總是被時間追著跑。
・太趕了吧，來不及做好。
・時間是有限的。
・根本沒辦法好好休息。

健康觀念

在亙古長遠的人類史上，沒有任何人可以避免肉體的消亡。儘管我們知道這一點，但還是會害怕死亡。因此健康出問題時會下意識擔心病情惡化。

而且，如果有近親因相同原因病故，自然更會擔心。

健康這個課題相當深奧，雖然跟基因有關，但如果能改變觀念，也有可能會好轉。這麼一來，一般疾病和難治疾病就都有治癒的可能，而且也會讓我們提高對病毒的抵抗力、免疫力，以及受傷時的復原力等等。

以下是常見的健康觀念。

- 我身體差。
- 我是〇〇體質。
- 我會〇〇是因為遺傳到家人。
- 這個病治不好。
- 我免疫力很差。
- 我瘦不下來（胖不起來）。
- 我又老又醜。
- 我覺得自己好像很容易出意外。

列出你的觀念

我之所以在前面列舉這麼多觀念，是因為認知到自己有哪些觀念非常重要。請思考自己有哪些觀念並寫下來。透過這麼做，就能客觀檢視自己的觀念。

在書寫過程中，你的心情可能會變得很負面。因為會想要探究原因或進行主觀判斷，例如「那時候會這麼做是因為那樣」。

這時候優勢腦波會變成β波，而非令人放鬆的α波。優勢腦也會變成主掌語言和分析的左腦，而非掌管圖像、調和及寬容的右腦。

在這樣的狀態下思考，觀念就會更加根深蒂固。

這種時候，**請停止分析和判斷，接收自己的負面情緒**。這一點非常重要。

然後，若發現到自己原來有某種觀念，就知道該放下什麼想法，因此可以淨化並且昇華觀念，讓心情舒暢。

捨棄觀念最重要是要抱持「感謝」的心情。不要將觀念當作「敵人」強硬消除，或者當作垃圾一樣，覺得「不需要」了所以爽快丟棄，而是用感謝的心情，「謝謝這個觀念為你帶來的體驗」。這麼做能達到真正的淨化和昇華，從內心深處感到舒暢，使心情變開朗。

首先請調整大腦的狀態。若你處於焦慮和擔憂中，就會一直感到不安。請聽聽音樂或想像能夠讓心情變好的圖像，啟動大腦的快樂迴路。

誘導冥想讓你放掉執著

接下來要進行誘導冥想，請盡可能選擇可以獨處不會被打擾的環境。進入下面的網址或掃描QR碼，即可聆聽誘導冥想所使用的音樂。你也可以依照左邊這段誘導文進行冥想。

誠實面對自己的內心，認清原來有發生過那些事、原來自己有這樣的一面，感謝你的觀念然後放手。

輕輕闔眼，深呼吸。

大口吸氣、吐氣、再吸氣、吐氣。

關注位於意識深處的「觀念」。

回想過去一發生事情時，自己所產生的負面感受。

我就是沒能力。

我就是什麼事都做不好。

http://frstp.jp/zn1

現在如此，以後可能也不會變。

惴惴不安、沒自信、對金錢沒有安全感、厭惡現在的人際關係。你心裡仍保有這樣的觀念。

再次深吸氣、吐氣、吸氣、吐氣。

雙手在胸前合掌，並在心裡對這些觀念說：

「謝謝你帶給我的體驗和感受。

謝謝你給我機會體驗各種負面情緒。

謝謝你讓我感受了這些情緒和體驗。」

我的觀念不僅僅來自於自己，也來自我的父母、祖先、身邊的人及陌生人。

然而，因為有了這些體驗，所以我才能體悟到多種情緒和感受。謝謝你！

感謝發生過的一切。

感謝所有的情感。

感謝所有的人事物。

感謝所有的體驗。

感謝全部的我。

感謝我的觀念。

你有什麼感覺呢？

其實，謝謝你的觀念，會讓觀念逐漸軟化、消退、進而消失。當你整個人覺得煥然一新，就是僵化的觀念消失得無影無蹤的時候。

丟掉不必要的觀念，處境就會有明顯的改變。即使是惱人的狀況，也經常會產生一百八十度的轉變。例如某天突然有人通知你好消息。你會透過直覺或各種徵兆，感受到許多轉機。當你接收到訊息，請採取第四十頁的做法——跟著直覺走。

「啊，是喔」「隨便」「沒差」

最後，我要再提醒一件事。

當認知到自己的觀念，你會覺得「啊，是喔」。不要反抗觀念，接受它之後就會產生「隨便吧」的包容心情。而且在逐漸淨化的過程中，你就會覺得「也沒差」，而可以漸漸丟掉固有的觀念。

其實，光是「啊，是喔」「隨便」「沒差」這幾個詞，就能達到淨化觀念的效果。不光是觀念。當你有任何煩惱，這幾個詞也會像魔法一樣，讓你擺脫現下的煩惱。

請把這幾句話融入日常生活中，有煩惱時就唸一唸。也請照著「啊，是喔」「隨便」「沒差」的順序唸。有機會就唸唸這幾句話，心情真的就會變好，大部分的事也會圓滿落幕。

「願望成真」心得文

終於見到很久不見的兒子

兒子和我之間發生過很多不愉快，彼此間很疏離，但有一天突然收到他的訊息說：「要和朋友一起回家」。雖然兒子只回家幾天，但他介紹了自己的朋友給我認識，還帶了有益健康的保健食品回來，我們一起享受了幾天美好的時光。

有一天我突然看到自己四個月前寫在想像圖的願望之一，就是「和家人一起開開心心吃飯」。那陣子，我持續想像這個願望發生的景象，並進行環形能量訓練。而近兩個月以來，則是進行連結我和家人的莫比烏斯訓練。原本關係疏離的兒子，剛好在我寫下這個願望的期間主動回家，真是太令我驚喜了。（M・T／女性）

願望變得容易實現

不只大願望可以實現，日常生活中的小事，只要我覺得「想要」的東西都能得到，實在很驚人。例如，我買了一台大電視後，便開始翻閱目錄，想找適合的「電視櫃」，就在那時候，朋友問我：「我有多出來的電視櫃，妳要嗎？」而且還立刻幫我送到家。另外，我在生活雜貨店看到喜歡的東西但沒有購買，回到家後，竟然收到朋友送了這個東西給我。我現在的願望，越來越多都是能達到自他實現的願望。（R・K／女性）

終於整修了別墅

我娘家的別墅由我管理。正當我覺得要找一天整修廁所的時候，廁所剛好因為颱風漏水，所以有了直接整修的機會。費用幾乎都是由娘家出，而且是依照我喜歡的樣子設計。

以前覺得煩心的時候，我的意識就會偏離「當下」，無法享受，只會後悔過去的事並對未來感到

不安，但當我調整自己的頻率，想像美好的自己，我就變得可以輕鬆且快樂地做想做的事。（A・S/女性）

兒子的隊伍贏了比賽！

兒子很看重高中生涯的最後一場賽事，早上情緒緊張地出門參加比賽。我利用莫比烏斯訓練連結兒子和所有隊員，想像他們贏得比賽歡欣鼓舞的樣子。看著他們開心，我也感到欣喜。我把這樣的未來景象集氣成一顆球，投向兒子。很高興他們最後真的贏了！（T・K/女性）

我的實力竟然變強了

由於疫情關係，我失業了，居家時間變多的這段期間，我便專注在興趣上。這個興趣有一個檢定實力的考試。過去我只希望低空飛過就好，但我把更高的目標寫在想像圖中。

後來，我遇到了一位幫助我達成目標的優秀講師，提供我線上聽課。雖然考試因為疫情延期，但線上課程讓我的實力大增。（D・Y/男性）

朋友迅速決定搬家

我有一對夫妻朋友，搬家計畫不如預期順利，因此我幫他們進行夫妻的淨化和昇華後，隔天他們竟然順利決定好搬家地點，這樣的大轉變實在令人驚訝。他們現在和我住得很近，而且過得非常幸福。（N・W/女性）

朝出書的夢想又邁出了一大步

雖然還沒定案，但我意外收到了出版社的出書邀約。我原本就希望能出書，現在總算又往前邁進一步。（S・N/男性）

成功瘦身，工作也順心

雖然我在疫情中的自肅期間變胖了，但執行書裡的活動後，一個月瘦了不少。而且，我向宇宙許的願望——「想下午五點就下班」也實現了。

（E·H／女性）

第三章

聲音與香味能瞬間改變腦波！「大腦活動」

現代人只會讓大腦的不安迴路運轉！

本章要介紹的是建立快樂迴路的「大腦活動」。透過這個方法，你隨時都能立刻切**換為「愉悅」腦模式**。

我們都曉得，在日常生活中，什麼事都可能會發生，也會出現我們不希望發生的意外。這種時候，無論意識或大腦都會充滿不安和恐懼，認為「完蛋了，怎麼辦！」「不能再這樣下去！」等。

這種時候，我們啟動的是不安迴路而非快樂迴路。而且由於我們會以「不安」為前提進行思考和想像，所以會越來越憂心。

現代社會是各種不安的源頭，而且各種引發不安的資訊，透過網路便能立刻散播出去。近年來，這種傾向更是日益加劇，例如，新冠病毒、大地震、強颱、地球暖化、少子高齡化、經濟衰退、各國紛爭、核能問題、環境破壞……。

這些令人憂心的重大消息，加深了職場、家庭及我們本身的不安。

當然，雖然也有正面的資訊，但就像我在第十六頁所說的，人類等動物為了生存，天生就比較會注意負面或危險的東西。因為天性的關係，現代人可說是很辛苦。放眼望去，到處都是負面訊息，容易被這些負面資訊占據心思。

因此很多人都持續啟動著不安迴路，完全陷入其中，不可自拔。由於這已經是生活日常，所以根本也不會注意到自己被不安迴路困住。因此，**最重要的是察覺，不安迴路的存在，並擺脫這個迴路。**

能幫助我們有效達到這個目的的是大腦活動。只要實踐這個活動，就能自由改變腦波，調整腦內荷爾蒙。

最終目標是自由控制腦

大腦活動是利用音樂和香氛迅速讓腦波產生變化。**這個活動的最終目標，是讓我們在沒有音樂和香氛的催化下，也能隨時隨地自由取悅大腦。**要做到這一點都不難。只要想像能讓大腦感到舒服的音樂和香氛即可。大腦無法區分想像和現實，因此只要想像夠逼真，大腦就會做出適當的反應。

事實上，我也會用這個方法為我的大腦調頻。一旦我覺得焦慮或沮喪的時候，就會想像聽著音樂或聞著香氛時的狀態，彷彿我真的沉浸在這樣的環境中。當我這麼做，腦波就會瞬間改變。

或許大家會納悶「為什麼會知道自己的腦波有變化？」但這都是我做過多次腦波檢查得出的結論。因此我的經驗告訴我：「當身心出現某種感覺，腦波會處於哪個頻率」。當用大腦想像舒服的聲音和香氛，腦波確實會產生變化。

大腦活動可以讓人集中注意力和引發創造力。

而且，由於可以讓人隨時隨地放鬆，所以能確實減少焦躁和煩悶的時間。同時，也能讓人冷靜且客觀地檢視現狀。

瞬間改變腦波的「頻率調諧器」

呈現驚人腦波變化的實驗結果

首先，讓我們更深入了解聲音的部分。

請先翻到第七十頁的的實驗資料。該圖顯示了聲音讓腦波迅速產生變化的模樣。

該實驗中使用的是我生產的**「頻率調諧器」**。調諧器即是音叉。音叉發出嗚聲時會產生特定頻率，這樣的音頻會傳送至腦部。

受試者是我本人。

我在實驗中使用三種調諧器，讓每種頻率調諧器在靠近左右耳的地方響一分鐘。我們可以看到腦波配合調諧器立刻產生了變化。

①的部分是聽到「舒曼腦調諧器」（第七十五頁）時的腦波。左右腦一致，呈現穩定的腦波。雖然放鬆，但處於專注腦波狀態。

②的部分是聽到528赫茲「DNA調諧器」（第七十九頁）時的腦波。528赫茲是愛與療癒的頻率，也是能提高願望實現機率的頻率。從圖面上來看，可以看到右腦較左腦活躍。

③的部分是聽到「超級倍音調諧器」發出2112赫茲高頻聲音時的腦波（第八十二頁）。我們可以看到腦波呈現穩定狀態，左右腦的頻率更一致。

3 種頻率調諧器所引起的腦波變化

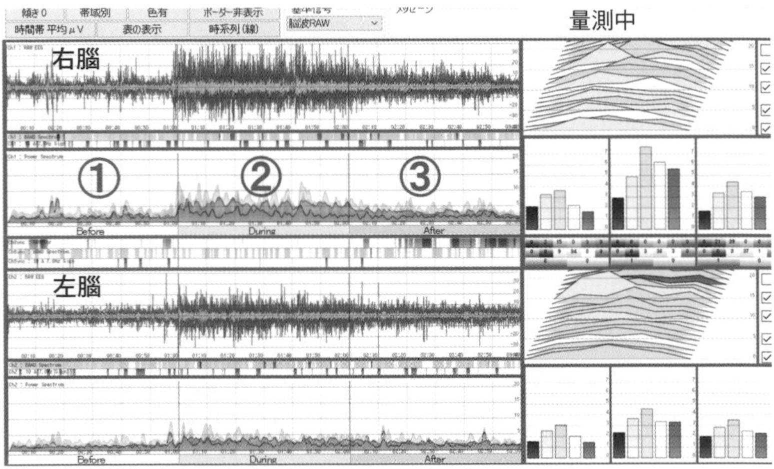

上圖顯示了依序聆聽 3 種頻率調諧器各 1 分鐘後的腦波變化。①「舒曼腦調諧器」、②是 528 赫茲的「DNA 調諧器」、③是 2112 赫茲和 2119.8 赫茲組成的「超級倍音調諧器。我們可以看到腦波的形狀隨著不同的調諧器產生變化。而右腦對於②的「DNA 調諧器」反應最大。

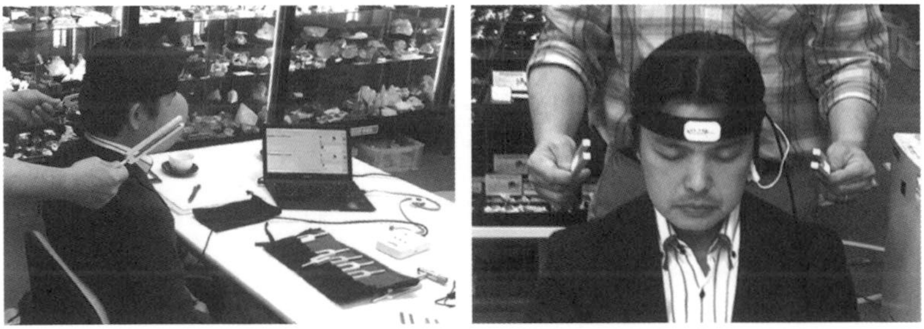

接受實驗的作者。依序在耳邊聆聽不同頻率調諧器的聲響，並觀察腦波的變化。

埃及的法老王也有使用音叉

我在二〇一六年開始研發頻率調諧器。那個時候，剛好某企業邀請我共同開發結合埃及旅遊與能力開發的企劃，並請我先到當地探路。

埃及神祕景點數量是全球首屈一指。神殿的氣勢震懾人心，其中令我備受衝擊的，是哈托爾神殿（Temple of Hathor）的浮雕。

浮雕描繪了許多法老王和女神哈托爾，使用形似叉鈴（tuner）的東西進行儀式。埃及導遊出生於古埃及祭司家族，他為我解說了浮雕的內容。他說，**這很可能是將自古以來的「神聖之音」獻給法老和眾神，讓他們維持高次元能量的儀式**。

而且更令我驚訝的是，叉鈴的聲響會繚繞在每座神殿。只要在神殿敲響叉鈴，就能發出如此美妙的聲音。古埃及的神殿，是可以增加聲音能量的特殊場所和空間。

有了這樣的體驗，讓我致力於研發各種頻率調諧器，並想到了好幾個想法。希望各位能藉此機會，聽聽調諧器的聲響。

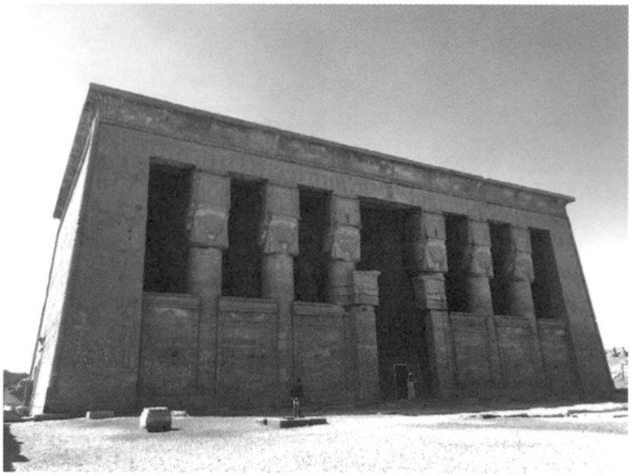

繪有叉鈴浮雕的哈托爾神殿。該神殿為丹德拉神殿（Dandara Temple）的主殿，是埃及國內保存狀態最良好的神殿之一。

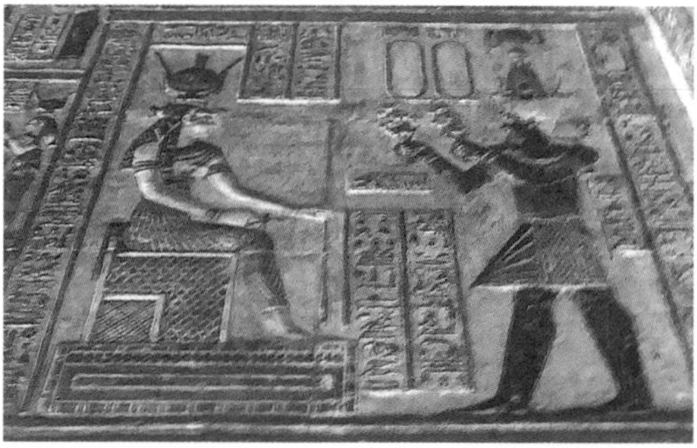

右邊的人手持形似叉鈴的東西，將聲音獻給哈托爾女神。

頻率調諧器的聲音不只能改變腦波，還能調節身心靈和空間。

聽見了7．8赫茲聲音！

頻率調諧器有很多種，但我在書中主要介紹的是被稱為「地球心跳」的7．8赫茲、「愛與療癒頻率」的528赫茲，以及能「淨化空間和潛意識」的2112赫茲。

首先，能體驗7．8赫茲頻率的是**「舒曼腦調諧器」**。或許有些人會覺得奇怪，因為人類可以聽到的音頻範圍約在20赫茲到2萬賀茲。也就是說，我們應該聽不到7．8赫茲的聲音。

照理說聽不到的聲音，為什麼變得能聽到呢？因為我們利用了**「雙耳節拍」**（binaural beat）的機制。

雙耳節拍是指**讓左右耳接收不同頻率的聲音，於腦內合成第三種聲音**。

例如於左耳播放250赫茲的聲音、於右耳播放255赫茲的聲音。這個時候，左右耳之間的頻率相差5赫茲，大腦為了整合不同頻率的兩種聲音，就會製造5赫茲的聲音。這個聲音會發出嗡嗡嗡的聲響。

研究已經證實，**雙耳節拍會讓左右腦的運作變協調和同步，引導腦波改變成雙耳波差的頻率。**

舒曼腦調諧器由一對音叉組成，一隻音叉是２５６赫茲，一隻是２６３・８赫茲。讓左右耳接收兩隻音叉的聲音，大腦內就會產生兩隻音叉之間的波差，也就是７・８赫茲頻率。

我製作了舒曼腦調諧器所產生的雙耳節拍聲音音檔。請連結下方網址或掃描ＱＲ碼聽聽看。

這裡有一個聆聽的小訣竅。

在聆聽這個聲音的時候，腦中會出現嗚響聲，接著會產生頭暈的感覺，請保持在這樣的狀態中。

多聽幾次之後，大腦就會知道「這就是７・８赫茲」，並記住這個感覺。這麼一來，只要想像聽到這個聲音時的感覺，腦波就會轉變為７・８赫茲。

http://frstp.jp/zn2

「舒曼腦調諧器」（Schumann Brain Tuner）心得文

思緒變清晰！

我在寫行銷文案或部落格的文章前，都會先使用舒曼腦調諧器。聽幾分鐘後，思緒會逐漸變清晰，寫作速度也加快了。（T・S／男性）

身心腦的運作更協調了

我在聽這個協調器的聲音時，感覺身心腦的運作變得更協調。在這樣的狀態下做接地瑜珈（Grounding）的動作時，感覺更穩定。（K・K／女性）

直接影響松果體

我進行冥想或想調整身心平衡時，會透過這個調諧器調整自己的狀態。我可以感受到雙耳節拍直接影響松果體，讓我更快進入冥想狀態。做想像活動時聽這個聲音，則可以感到安心，恢復身心腦的平衡，讓願望更容易成真。（R・K／女性）

在腦內重現雙耳節拍

我已經用了這個調諧器七個月，現在只要想像調諧器的聲音，就可以在腦內重現雙耳波差。（Y・K／女性）

療癒效果極好！

敲響調諧器後，想像能量依序流過頸部↓肩膀↓手指的樣子，並慢慢將調諧器移動到這些部位。肩頸、手臂痠痛的人聽過這個聲音後，不僅疼痛減緩，肩頸和手臂的活動度也變好。

另外，開啟調諧器，閉上眼，聽幾分鐘聲響過後再張開眼睛，會發現心情變舒暢、視野變清晰，呼吸更順暢了。（Y・S／女性）

與7・8赫茲同調，就會發生奇蹟？

「舒曼腦調諧器」的名稱來自於「舒曼共振」。舒曼共振也被稱為「地球的心跳」。因為舒曼共振是由地球雷電放電的能量和太陽能量進出電離層後所激發。

這個現象是由德國物理學家舒曼（Winfried Otto Schumann）所發現，因此取其名稱為「舒曼共振」。一九六七年，經由阿波羅四號的量測發現，地球電離層中的電漿振盪（Plasma oscillation）頻率為七・八赫茲。

近來也有許多有關七・八赫茲頻率的有趣研究。**研究人員經由腦波檢測發現，優秀的療癒者、靈媒或者超能力者在發揮他們的力量時，右腦和左腦的腦波以七・八赫茲的頻率同步運作**（《奇跡の「地球共鳴波動7・8Hz」のすべこ》志賀一雅著，ヒカルランド出版）。

當我們的腦波與大地之母地球的頻率同步，身心腦就會逐漸調和，發生令人讚嘆的現象。

其實，我第一次聽到這個聲音時，也感受到與大地之母的地球融為一體，無比安心。而且，幾乎所有這個調諧器的愛好者，都有相同的感受。也有很多報告指出，這樣的頻率有助療癒身心靈。

愛與療癒的528赫茲

528赫茲的聲音是《葛利果聖歌》（*Gregorian Chant*）等古老聖歌中常用到的代表性「Solfeggio頻率」。528赫茲被稱為「愛的頻率」「療癒頻率」而受到矚目，市面上可以找到CD等多種周邊商品。這也是臨床聲音治療常用到的頻率。

這個頻率有多種效果，包括調節身心狀態、使身心放鬆、加速願望實現等。其中最有名的就是修復受損的DNA。因此，528赫茲的頻率調諧器也被稱為「**DNA調諧器**」。

雖然無法透過科學證明這些效果，但我的確體驗到了療癒效果。有一次在講座前，我突然覺得頭痛，因此便用主辦者的528赫茲調諧器在後腦勺響了幾聲，**才敲了幾下就感覺神清氣爽**。從那次以後，我就經常隨身攜帶調諧器。

另外，許多參加講座的學員也都分享了自己的心得，例如減緩了花粉症的症狀、腰痛，身體不舒服，還有復原速度變快等療癒效果。我會在下一頁介紹部分心得文（每個人的效果不同，而且身心不適不能僅借助調諧器，仍須向醫師諮詢）。

還有，我也建議配合５２８赫茲調諧器的聲音，發出「嗚～」的聲音。這個技法是調音，可以調節身心腦以及周圍空間。

連結下方網址或掃描ＱＲ碼，即可聽到５２８赫茲、ＤＮＡ調諧器的聲音。

http://frstp.jp/zn3

「DNA調諧器」心得文

骨折恢復的比預期快

有次鎖骨骨折時，我每天都會敲響調諧器，並放在受傷的部位上。這麼做之後，復原速度比醫師預期的快了一個半月。我也會將調諧器放在頭的穴位上，或許是因為壓力和震斷傳導至穴位，所以我覺得頭變輕，脖子也得到舒緩。（Y．S／女性）

改善了耳朵的狀態

覺得疲憊時，左耳會產生回音，讓左耳接收DNA音叉的聲音後，狀態可以暫時好轉。（I．M／男性）

舒緩眼睛疲勞和頭痛

我每天都用調諧器來舒緩眼睛疲勞。敲響音叉後，會邊想像緊張獲得緩解的樣子，並把柄的部分放在額頭和眼睛的穴道上，然後就能感覺眼睛疲勞引起的頭痛得到緩解。（Y．K／女性）

有效抵抗花粉症和痘痘

敲響音叉後，將把柄的部分放在鼻尖處，想像將震動吸入鼻子，這麼做之後不僅不再流鼻水，鼻塞也改善了。

我的左手無名指長了雞眼，大到連婚戒也戴不下。正當我猶豫著要不要請醫生切除，突然靈機一動，想說用協調器看看，結果一週不到，雞眼就消失得無影無蹤。我在敲響音叉的同時，還想像了手指變美的狀態。

我覺得如果敲響音叉，把柄直接放在疣、雞眼、痘痘等患部，也能加速復原。前幾天痘痘冒出來後，我把音叉放在痘痘（膿痘）上，幾天之後痘痘便消失了。（T．S／男性）

用2112＋7．8赫茲淨化空間和潛意識！

我生產的頻率調諧器，是跟品質佳、全球知名的美國音叉廠商訂製。我把音叉樣品寄給進口批發商後，進口公司的老闆非常興奮的拍成影片，透過臉書傳給我看。他敲響音叉時，發出的聲質非常棒。

我寄給進口批發商的是一組**「超級倍音調諧器」**音叉，頻率分別為2112赫茲和加上7．8赫茲的2119．8赫茲。2112赫茲相當於剛才介紹過的DNA調諧器（528赫茲）的四倍音。之所以會研發這組頻率調諧器，是因為我猜想，如果有了這樣的調諧器，是不是能提升療癒的效果，所以便訂製了樣品。

另一隻音叉的頻率之所以選為2119．8赫茲，用意在於讓使用者可以感受7．8赫茲的雙耳節拍。

看了進口公司老闆傳來的影片後，我覺得那聲音真是好聽。雖然是用手機播放，但還是能感受到強大的能量。

「超級倍音調諧器」心得文

調整學童的情緒

我有開設一間英語補習班。如果上課前在教室敲響音叉，學童的心情就會變得比較開心和平穩。而且，如果我敲響音叉後，把音叉輕輕的在我家貓身體上方移動，牠就會伸伸懶腰，露出放鬆的模樣。深夜時，我也會在淺眠的長輩房門外敲響音叉，我發現他醒來的次數變少了。（K・T／女性）

大幅改善了心理狀態

有一個人因為小孩不愛上學，所以在開學前一天晚上，想像小孩正常起床上學的畫面，然後從床頭邊開始一路敲音叉到玄關，隔天早上小孩竟然乖乖去學校了。

另外，還有一個人因為剛創業，在他忙到焦頭爛額且不安的時候，因為聽了音叉的聲音，所以舒緩了緊張的情緒。我自己也把音叉放在床頭邊，醒了就敲幾聲。（M・N／女性）

植物也恢復生氣

我在植物旁邊敲了幾聲，切花在盛夏的保鮮期間高達兩週，觀葉植物更顯生氣勃勃。原本垂頭喪氣的仙客來也活了過來！去年種的仙客來，照樣長出新葉和花苞。（H・A／女性）

令人最舒服的調諧器

當我敲響音叉，整個房間就會像充滿美好的波動一樣。這個調諧器帶來的感受令我覺得非常舒服。我每天都隨身攜帶。（I・M／男性）

人和空間都煥然一新

想放鬆或集中注意力時，我都會使用這個調諧器。而且，當我過度專注而疲憊，我會用丹田呼吸，然後敲響音叉，讓自己和空間都放鬆，然後再專注做下一件事。（Y・S／女性）

過幾天收到實品後，我立刻在左右耳敲響音叉，但無法明顯感受到舒曼腦調諧器那樣的雙耳節拍效果。儘管覺得「奇怪，怎麼會這樣？」但當我把音叉放在胸前敲，立刻感受到衝擊。**空間竟然開始出現「鳴聲」**。這可以說是空間雙耳節拍吧。音叉發出了不可置信的美妙音色，讓整個空間隨之震動。

不只是我。當我在演講現場試敲，所有在場的人都能感受到空間的鳴聲和震動，並且覺得被淨化。另外，光是待在這個聲音的能量中，**就能夠清理潛意識，讓新的潛能覺醒**。

只要我在演講時介紹到這個調諧器，總是很受歡迎，迅速完售。這個頻率調諧器就是這麼有魅力且效果明顯。

連結下方網址或掃描QR碼，即可聽到超級倍音調諧器的聲音。請聽聽這個能震動空間的聲音。

http://frstp.jp/zn4

用香氣打造快樂迴路的「香氛冥想」

香氣會直接刺激大腦的邊緣系統

人們透過嗅覺感知香氣，而嗅覺其實是五感中很特殊的感官。會這麼說是因為視覺和味覺等其他五感是經由大腦新皮質（思考腦・靈長類腦）接收，**而嗅覺則是直接且瞬間刺激位於大腦新皮質內側的邊緣系統（情緒腦・哺乳類腦）**。

例如，當我們看到檸檬，大腦會判斷「這是檸檬」。這是大腦新皮質的功能。然而，以味道部分來講，大腦判斷「這是檸檬」之前，檸檬的香氣早就引發身體和內心各種變化。這是大腦邊緣系統的功能。檸檬的味道會讓人感覺神清氣爽、促進消化。

香氣與腦波狀態的關係也有實驗數據可以佐證。下一頁的內容，就是聞到埃及香油香味時的數據。

從圖中的中段開始，可以看到顯示放鬆且專注狀態的中速α波突然增強。

也可以從腦波占比圓餅圖中看到，相較於聞到香氣前的「僅閉眼狀態」，**聞到香氣後，中速α波增加了2．4倍，β波降到一半以下**。

「全腦活化香氛」聞香時的腦波變化

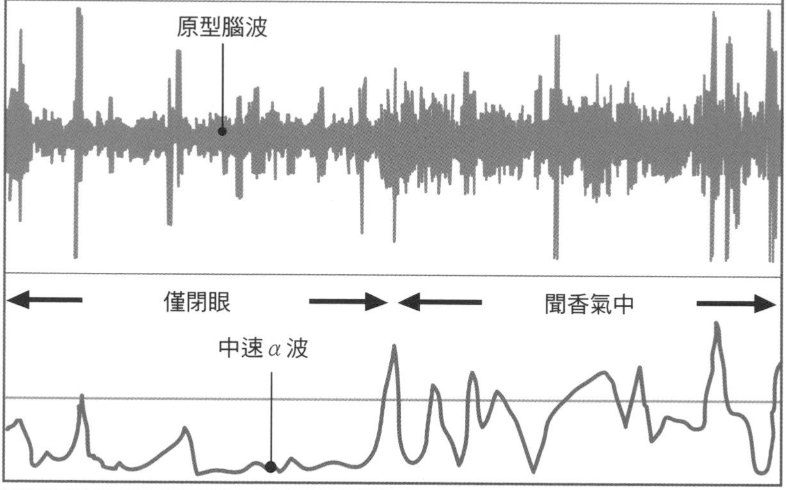

優勢腦波占比

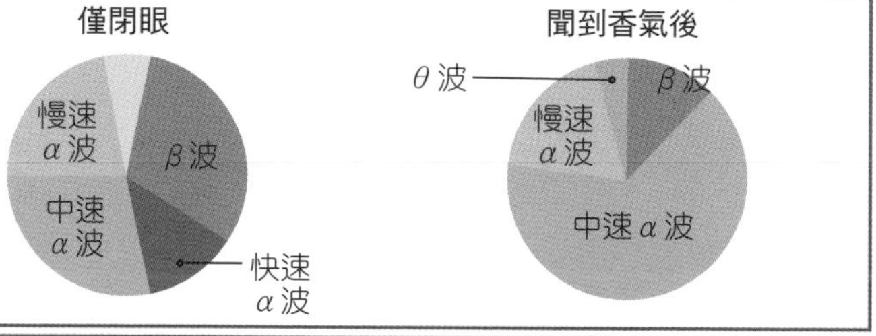

名稱	頻率	意識狀態
β波	12～26Hz	反應緊張、不安、焦慮等壓力狀態。
α波		
快速α波	11～12Hz	處於緊張的專注狀態下，無法放鬆。
中速α波	9～11Hz	放鬆的專注狀態，頭腦清晰。
慢速α波	8～9Hz	專注於休息和睡眠，意識處於模糊狀態。
θ波	4～8Hz	出現在淺眠的時候，意識中斷。

協助製作：腦力開發研究所

雖然每個人喜歡和討厭的香氣不同，**但香氣的效果不會受到個人喜好的影響**。以前面的例子來講，就算是討厭檸檬香氣的人，也會在聞到檸檬味道的瞬間，覺得神清氣爽。

相較於此，視覺和聽覺則會受個人喜好的影響。例如，雖然莫札特的作品有很好的療癒效果，但討厭莫札特的人如果聽到他的作品，不僅效果不如預期，反而會造成壓力。

選自己喜歡的香氣，讓大腦煥然一新！

一九八〇年代起，就有很多關於香氣如何影響大腦的研究。目前，也有不少企業開始在公司內使用香氛以減少粗心造成的錯誤，或者增進員工的心理健康。同時，也有很多品牌運用行銷策略，透過香氛建立品牌形象。

那麼，每種香氛各有哪些不同的效果呢？提供芳香療法服務的店家等，都會用到下一頁介紹的工具。

與香氛相關的實體店或網路商店，都可以買到這類精油（essential oil），不妨根據自身的狀況使用看看。

一般精油功效一覽

◆花香類

· 伊蘭伊蘭※：異國風情花香。可緩和緊張，具催情作用。
· 洋甘菊：具鎮定效果，可舒緩不安、緊張及憤怒的情緒。
· 茉莉花：可促進多巴胺等荷爾蒙的分泌，帶來幸福感。
· 天竺葵：具有很好的放鬆效果，適合用來舒緩壓力。
· 橙花：被稱為「天然的安神藥」，可讓情緒冷靜。

◆香草類

· 薰衣草：可用來放鬆心情和驅蟲的「萬用油」。
· 薄荷：會散發涼感的的香氣。讀書或工作時，有助於擊退睡意。
· 迷迭香：讓人精神變好，消除無力感和憂鬱。

◆柑橘類

· 佛手柑：可讓人精神變好、放鬆。
· 萊姆：可使人感覺清新爽朗，擺脫沉悶。
· 檸檬：可提升專注力，重振心情。

◆木本類

· 絲柏：散發森林般的芳香，有助消除水腫。
· 檀香：具有極佳的鎮定作用，可以讓人從內心深處感到放鬆。
· 杜松子：可以消退沮喪的心情，也有提高專注力的效果。
· 茶樹：藥草般的香氣，有助改善花粉症。
· 乳香：可以避免情緒過度興奮，調節呼吸。
· 尤加利：具有良好的殺菌作用，也可以改善呼吸器官的問題。

◆香草類

· 豆蔻：可以舒緩精神疲勞並促進消化。
· 胡荽：可以刺激疲勞的神經，讓身心充滿活力。
· 生薑：能緩和精神疲勞，讓身心充滿活力。

※ 英文「ylang ylang」，也有譯為「依蘭依蘭」。

在這裡來介紹幾個簡單的用法。

・在衛生紙或化妝棉上滴一到兩滴精油，放在桌上。
・在注入熱水的杯子中滴三到五滴精油，放在桌上。
・在注入熱水的碗裡滴一到兩滴精油，吸收熱氣。採取這個方法的時候，請用運動毛巾或浴巾從頭把臉罩住，才不會讓熱氣跑走。

每個人聞到香味後，心情都會變好。除了大腦，想像這樣的舒適感擴散至全身各處非常重要，而且不要讓這個體驗只侷限在當下，重複執行幾次，在感到消沉的時候，只要想起香氣就能啟動快樂迴路，依序讓大腦、心及身體感到暢快。這麼一來，不但會覺得眼前的問題都只是小問題，還能用直覺找到解決方法。

其實，我也有生產一款珍藏的香氛，讓我在這裡簡單介紹一下。

法老王也愛不釋手的埃及香油

到目前為止，這二十幾年來，我聞過古今東西各種香氣，想找出對大腦最有幫助的一種香味。除了檢測聞香前後的腦波，也持續研究記憶力和發想力的變化。

最後，我目前認為**效果最好的是埃及香油**。這種香油只使用百分之百的天然材料製作，是相當純粹的香油，顏色和香味都會隨著年分而有微妙的差異。因為製作香油的植物，每年的生長狀況都不一樣。這也是埃及香油有趣的一部分。

埃及香油的歷史極為悠久，遠在五千年前就受到法老的喜愛，留下許多香油的製造祕方。第七十三頁提到的祭司後代，就協助我將這些香油

香氛冥想中所使用的埃及天然香油。

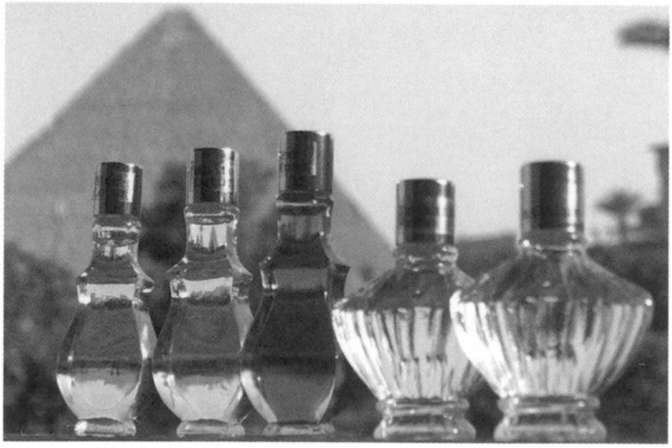

製成商品。

下一頁是目前提供的香油種類。有興趣的人可以搜尋「新脳力発見育成協会　全脳活生アロユ」。透過關鍵字搜尋即可連結至網路商店。

埃及天然香油功效一覽

◆白蓮花

無條件的愛、自我肯定感、與地球產生連結、活化第一輪和第四輪脈輪、適合地面瑜珈（Grounding）和心靈淨化。

◆洪麝香

調整氛圍和空間、避邪、淨化雜念、讓自己不隨波逐流。

◆藍睡蓮

神祕、直覺、活化上丹田、再生、與宇宙產生連結、活化脈輪的第七輪。據說法老舉行宗教儀式時，也會使用藍睡蓮。

◆皇家玫瑰

能針對心靈進行深層治癒、提升自我肯定感、激發人高貴的一面和洗鍊之美、提升自我形象、有利於形成自他肯定。

◆茉莉花

釋放原本的魅力、活化下丹田、緩和不安和恐懼、促進內在調和、恢復原有的自信。

◆拉（Ra）

拉是古埃及的太陽神，為地位最崇高的神。能使人產生強大的能量，讓願望成真、灌注生命力並活化脈輪。

◆姆特（Mut）

諸神之王拉的妻子、萬物之母。可使人獲得孕育所有生命的愛和協調之能量、解放心靈。

◆孔斯（Khons）

拉與姆特所生的月神。可療癒並調整身心、淨化潛意識、產生解放的能量、幫助靈性覺醒。

◆阿肯納頓（Akhenaten）

透過香氣重現能與埃及法老高次元意識（宇宙神）產生連結的能量。阿肯納頓告訴人們永生的關鍵在於呼吸。

※ 可於「新腦力發現育成協會網路商店 NEOBRAIN」購買。

「人際關係」心得文

媽媽傳來的訊息讓我大為感動

雖然很少有機會回家，但透過Line熱絡聯繫，感覺家人之間感情比以前更好。最近媽媽傳訊息謝謝我，令我相當感動。（M．M／女性）

老公變化驚人

以前只要別人想法或意見和我不一樣，或者給我建議，我心裡就會莫名燃起一把火，想找各種理由證明自己是對的。然而，當我開始進行「淨化與昇華」後，心情竟然變輕鬆了，也能接受別人的好意相勸。

以前看老公退休後整天懶懶散散，我也會生氣碎念，婚姻甚至因此觸礁，但後來關係逐漸變好。我忘記帶東西，老公會幫我送，也會幫我拿重物，不禁令我覺得有他真好。最近丈夫偶爾還會做好晚餐等我回家。（K．O／女性）

輕鬆快樂的人際關係

因為我開始認同每個人都有自己的想法，而不是用自己的價值觀去評判他人，因此人際關係變得輕鬆又快樂。（H．Y／男性）

順利就職的弟弟送來伴手禮

弟弟的想法總是很負面，連帶我也對弟弟產生成見。我把光的能量傳送到弟弟的負面思想及我對他的成見。後來，被動的弟弟開始找工作，而且順利錄取。我和弟弟原本不太說話，但某天我加班到很晚，回家後弟弟竟然拿了非常好吃的伴手禮給我。（H．S／女性）

事事順心！

我不只結了不少善緣，也慢慢斷了那些煩人、相處起來必須顧慮很多的朋友。在家裡，老公開始會幫忙做家事！我每天都覺得「事事順心」，快樂極了。（Y・K／女性）

在職場上變得更好做事

我利用莫比烏斯訓練和環形能量訓練，用好的磁場把職場尤其是自己所在的部門包圍起來後，公司內鬥就全部消失了。有些同事雖然人很好但喜歡講八卦，因此我心裡對他們還是存有批判和指責，當我放過自己、激發出他們展現更多好的一面後，工作變得順利多了。（E・I／女性）

堅守原則，不動搖

我不再一直為了打圓場而妥協。現在可以站在中立的角度觀察事情的全貌，不再遷就別人，而是能堅守自己的原則，思考「自己希望怎麼樣？自己的目標是什麼？」（M・K／女性）

發現難搞的主管其實是「大好人」！

這個經驗分享來自我的客戶。他每天上班前，都會想像辦公室充滿愛與和諧的能量光，然後發現原本工作氣氛沉悶的辦公室變得充滿歡樂，而且難搞的上司竟然也變得很好相處！職場的大轉變令他相當吃驚。（Y・S／女性）

跟不重要的朋友自然地斷了聯絡

我認識越來越多不錯的人，而且他們都對人生充滿熱忱。我也開始了解哪些人重要、哪些人不重要。這些不重要的人逐漸消失在我的人生中。雖然偶爾會想起他們，但我也會想說「算了，就這樣吧」。（R・K／女性）

兒子和女兒間的交談變多了

我兒子脾氣暴躁，和女兒的感情非常差，兩個人甚至還曾經大打出手到受傷。因此，我每天幫兒子和女兒進行莫比烏斯訓練，約兩個月後，他們不再暴力相向和吵架。最近他們也像小時候一樣可以好好說話，我真是太開心了。（A·K／女性）

開始能接受不同的想法

我學會不考究太多，接受每個人有不同的想法，而且開始會思考別人喜歡聽什麼話。（N·W／女性）

老闆身上竟然流出黑色黏液！

我替跟我水火不容的老闆進行淨化和昇華活動後，竟然從他身上流出了黑色黏液，雖然非常震驚，但我還是用光去覆蓋他。現在，我們已經能夠好好說話，而且我也覺得老闆變溫和多了。（A·T／女性）

從小到大期待的家族旅遊終於成行

家人間雖然感情很好，但因為爸爸和弟弟不喜歡出遠門，所以從小到大都沒有全家出遊過。然而，媽媽提議今年在我生日時「全家一起出去玩」，爸爸和弟弟也贊成了。我從以前就一直「希望全家一起出遊一次……」因此開心極了。與親愛的家人和朋友之間，感情似乎變更緊密了。我能真實感受到自己的頻率變不一樣了。（E·H／女性）

感謝愛我的前妻

我前妻好幾次因為酒精成癮被送上救護車就醫，我雖然氣她瞞我，但還是透過淨化活動原諒她，並且替住院的她打氣。現在的我，感謝她愛過我、感謝我們還是夫妻的那段日子、謝謝她載我到公司，也謝謝她和我結婚。我接受結婚和離婚都是我人生中的過程，也期待能遇到下一個人。（S·A／男性）

第四章

想像力把夢想變現實！「想像力訓練」

讓想像成真

透過第三章的大腦活動啟動快樂迴路後，請保持這個狀態進行想像力訓練。快樂迴路關閉的人，請再次利用聲音和香氛「取悅」大腦。

這麼一來，**現實生活就會慢慢變成想像中的樣子**。這個方法可以用在生活中的所有狀況，以及人生的所有層面。

有一個願望想實現，但卻覺得「不可能」或「現實中不可能那麼簡單」時，就會創造出「不可能」和「不可能那麼簡單」的現實。人際關係也是如此，如果心裡一直想「不想上班」「主管很愛刁難我」，就會變成主管更常刁難自己的情形。無論是家事、育兒或腦力開發都適用同樣道理。

因此，**不要讓現實中發生不順心或不如意的事情，也不要讓這些事牽制住自己**。想像希望的狀況才是最重要的，而且養成這樣的習慣也一樣重要。

當開始會習慣想像自己所期待的狀況，想像就會慢慢變成現實。這才是想像力訓練的真正力量，**想像力就是創造力**。

幫你實現願望的「平行世界」

如果想利用想像力訓練實現願望，有件事一定要做，那就是設定「平行世界」。

說到平行世界，可能會先聯想到科幻世界或著量子力學的多重世界詮釋，**但這裡所說的平行世界，是指願望已成真的並行世界**。在那個世界當然也存在著一個「你」。

我使用平行世界的概念是有原因的。

講到實現願望，我們通常認為願望不會現在實現，而是在未來的某一天才會實現。

然而，未來這個詞指的是之後的任一時刻，與「現在這裡」的現實不一致。換句話說，現在這裡的你與願望成真的未來之間，經常存在時間上的距離感。

然而，如果用平行世界來表達呢？用平行世界的概念，你就會覺得自己所期待的世界，並不是存在未來的時間裡，而是早就存在於你現在所處世界的隔壁。如果你能讓意識跳躍到平行時空，就能體驗平行世界的你過著怎麼樣的生活，這一點很重要。

若能與平行時空產生連結，平行時空就會不斷提供你訊息和援助。我所說的訊息和援助就是直覺。你會突然知道「現在應該這麼做」「現在這麼做比較好」等等，當下做出最好的判斷和行動。這就是想像力能量甦醒的證據。

當到了這樣的境界，就完全不會為小事所困。你會感覺人生的軸心調整到位，每天都充滿期待，連自己都難以置信。過去的你常常「不知所措」、感到不安，現在卻每天都開心得像是明天要去郊遊。這也是想像力能量甦醒的證據。

另外，有關如何設定平行世界，請參考第一二三頁的「想像圖」和誘導冥想方法。現在只要知道平行世界這個詞，指的是「願望已經成真的並行世界」。

運用想像力最重要的四點

「想像」這個詞是一般聊天時都會用到的，如果想利用想像的力量來實現願望，就要記住接下來的四個重點。

①不要套用過去標準

要想像的是真心期待且想要實現的平行世界。你的想像必須完全與過去切割。

因此，想像的時候請**不要使用過去的標準，認為「一直以來我都是這樣，所以現在**

要怎麼做」。

人生所有事都是順應潛意識裡的自我形象而發生，因此請先改寫自己的潛意識。另外，在這樣的想法下進行本書介紹的活動，是可以改寫潛意識的。用新的自我形象取代潛意識中的負面自我形象。除了想像力訓練，搭配第五章的能量訓練，就能更快速改寫潛意識。

②選擇「此時此刻」的生存方式

說到實現願望，我們通常會注重「之後該採取什麼行動」，**但更重要的其實是在「當下」選擇展現什麼樣的自己，以及用什麼樣的角度看待事情。**因為是「當下」的每一個瞬間，累積出願望成真的未來。每個時刻的選擇，都在創造未來。

那麼，「當下」有什麼選項？

例如，發生了一件壞事或令人心煩的事，你可以選擇陷入「啊，真煩」的情緒中，也可以選擇另一種心態，認為「雖然發生了這麼多事，但現在的我已經不是以前的那個我。我要用這樣的心態面對這件事」。這麼一來，**想像力就會作用在「當下」的自己身上，建立起堅定的信念。**

如果你選擇成為那樣的自己，那一切都安好了。就算周遭的人陷入恐慌，你也能鎮定地說：「這樣啊，那接下來這樣做就好了吧？」找出最佳答案。

請一定要選擇活在「當下」，並養成想像的習慣。

③最重要的不是「想要變成怎麼樣」，而是「想要以某種狀態存在」

我在前一項談到想像自己的狀態。

想像也是有訣竅的。不要想像「你想變成怎樣」，而是「你想展現怎麼樣的狀態」很重要。

想像「自己變成某個樣子」時，便只能實現你「想像中」的自己，無法讓夢想成真。

最重要的不是對「理想中」的自己懷抱憧憬，而是決定「我想怎麼活」。請在當下選擇你的生存方式。同時，想像夠鮮明相當重要，要避免自我形象過度模糊。

④全面活用影像、情緒及體感

雖然我從剛才就一直介紹想像，但如果有人跟你說：「請想像○○」，你會怎麼想像？

其實，**多數人聽到「請想像」時，會拚命在「腦中描繪影像」，但只有一～兩成的人可以順利在腦中描繪畫面**。其餘八～九成的人則會對自己貼標籤，認為「自己不太會想像」。

這真是天大的誤解。**我們並不是只能夠過畫面「想像」，還能想像情緒和體感**。有人擅長圖像，也有人善於表達情緒或身體感覺的靈敏度。有人是影像型的人，也有人是情感型、體感型。

不太會想像畫面的人，請先專注在情緒上。願望成真時，你的心情如何？請想像並體驗這個感覺，為自己高興。先品嘗願望成真的喜悅，就能得到滿滿的「祝福」。這麼一來，你會逐漸打開心輪，與平行世界的能量產生共鳴，吸引各種美好的事物降臨。

體感型的人請跟著「感覺」行動和說話。**「感覺」比「幹勁」更能帶你實現願望**。

我也建議可以憑著這股感覺，改變自己的穿搭、用品或房間的擺飾等環境。說到這裡，據說美容界普遍會使用一種叫做「角色扮演減肥法」的手法。有人利用這個減肥法，想像自己變成纖細的美女，改變所有行為後，一年就瘦了三十公斤。這個有趣的例子，明確展現出了想像力的力量。

雖然有點偏離主題，不過請帶點期待地找出自己是影像型還是情緒或體感型的人。以擅長的方式去想像，就能順利看到效果。

影像會引發同步性（synchronicity）

能自由運用影像、情感、體感這三種想像力到某種程度時，想像力就會在身邊製造出能量場。當能量場範圍越來越大，符合你想像的資訊、際遇、機會及財富，就會聚集到你身邊。

就像同步這個詞一樣，神奇和巧合的事情會接二連三發生。當然，這些不是偶然，而是必然會發生的事。因為你運用了想像的力量，發出了共振共鳴的能量。

再說，**其實不是你發出的能量「吸引」來相應的事物，而是你「開始注意到」這些事物符合你的想像。**

例如，假設「想買一件這種感覺的紅色衣服」，請想像會發生什麼事。

你逛街駐足在每家店的櫥窗和街角時，都會不斷看到一樣的紅色衣服吧。

這種現象並不是因為你的想像改變了現實，而是你有了這樣的想像後，開始注意到這些東西。而且，**當你得到自己關注的東西後，就能繼續往前走。**

同步性會產生偶發力（serendipity），帶來預期的好運

發揮想像力，有過多次同步的體驗後，一切都會出乎你預料之外，迅速往好的方向發展。這個時候，代表**你已經超越同步性，具備意外發現珍奇事物的偶發力。**

偶發力是十八世紀英國作家暨政治家華爾波爾（Horace Walpole）所創造的詞，意指在偶然中抓住幸運的能力。

這個詞的典故來自於華爾波爾幼時讀過的波斯童話《錫蘭三王子歷險記》（*The Princes of serendip*）。Serendipity在古波斯語中指的是斯里蘭卡。故事中的三位王子各自在旅途中發揮機智，化危機為轉機，最後成為國王的賓客，據說這個故事在十六世紀時傳到歐洲。

偶發力不僅經常成為自我啟發書籍和商業書籍的士題，也是科學家或藝術家有嶄新發現，或創作出絕佳作品時會使用到的詞。

偶發力的發生，代表的巨大變化的開始。你的想像也即將成為現實。

「跟著直覺走」能加速願望成真

雖然順序有點顛倒，不過如果能運用影像、情感、體感進行想像，與平行世界的自己產生連結，擴大自身的能量範圍，假裝自己的願望已經實現，就能產生更多的直覺反應。

直覺會告訴你該怎麼做，而且都是現在的你才會想到的方法。例如，會開始想穿以前不會穿的顏色、走進以前完全不會有興趣的店家，或者和討厭的人聊天等等。

這種時候，請「跟著直覺走」。**將直覺化作行動，就會產生連鎖性的變化**。這些變化會強化你的想像力和能量，並改變你的生活態度、交友圈、思維及行為模式。順從直覺是想像訓練的基本原則。

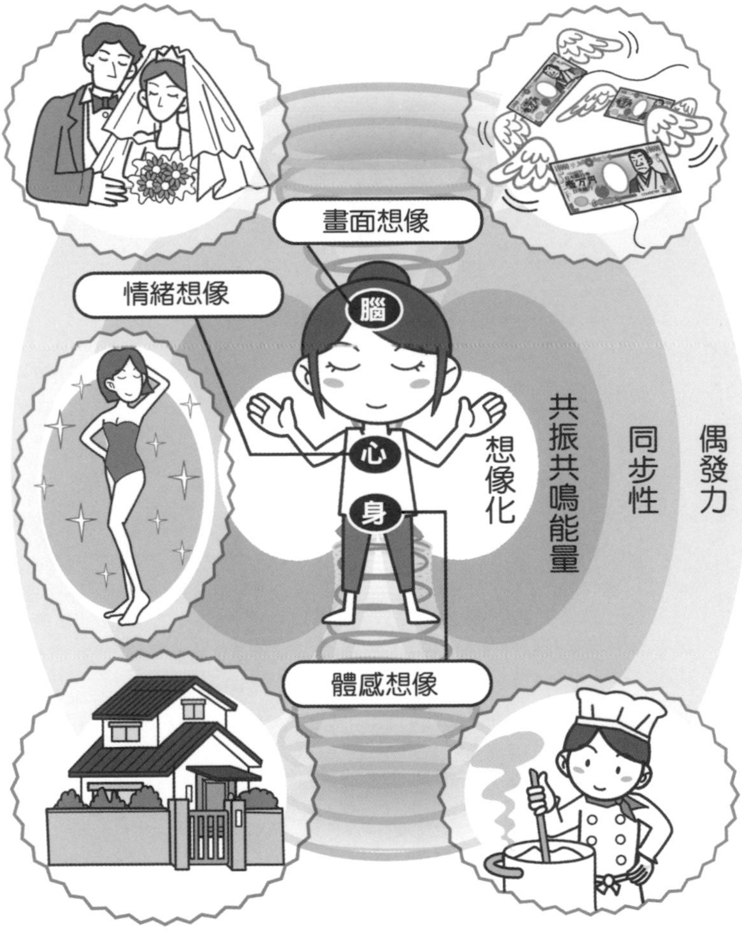
畫面想像
情緒想像
腦
心
身
體感想像
想像化
共振共鳴能量
同步性
偶發力

簡單到不行！「想像呼吸法」

吐出恐懼和不安，吸入能量

接下來，來實際進行想像訓練。

第一個方法是最簡單、減壓效果最好的「想像呼吸法」。

雖然動作只有吸氣、吐氣，但吐氣的時候，請想像各種恐懼、憤怒、不安、疲倦等，隨著氣息從體內散去。一開始吐氣時，可以發出哈的聲音，並伴隨比較大的動作。習慣之後，請正常呼吸。

吸氣時，請想像新鮮空氣在體內不斷形成新的能量，從顯意識到潛意識都完全被淨化。

做這個訓練時，請參考以下的引導文。

請緩緩地大口吐氣。

吐氣的同時，疲倦、壓力、恐懼、憤怒等各種情緒也從身體流出。想像這個畫面並且吐氣。

然後，吸氣的時候，新鮮的空氣進入到體內。氧氣將新的能量運入體內各角落，壓力、不安、焦慮不斷從體內散去。大口吐氣、呼吸，慢慢淨化、活化你的能量。請想像這些畫面，多做幾次深吸吸。

覺得如何呢？這是最基本的呼吸法，希望大家能融會貫通，並活用在日常生活中。

有助改善問題和淨化能量的「光想像訓練」

想像天空射出一道光線的樣子

接下來是「光想像訓練」。這個訓練有助於改善所有問題，淨化身心能量。做起來很簡單，且能立刻看到效果，所以非常受大家歡迎。

做這個訓練時，不僅要想像空中射出一道光束照亮你的身體，還要想像光束照入體內，沖洗掉各種問題、不安、恐懼、壓力等等。很多人跟我說，只是這麼做就解決他們不少身心問題，非常神奇。

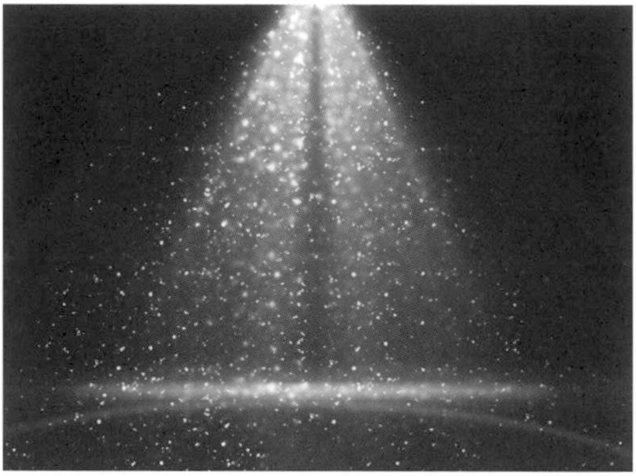

想像從天空降下一束光芒，帶走你的不安和恐懼。

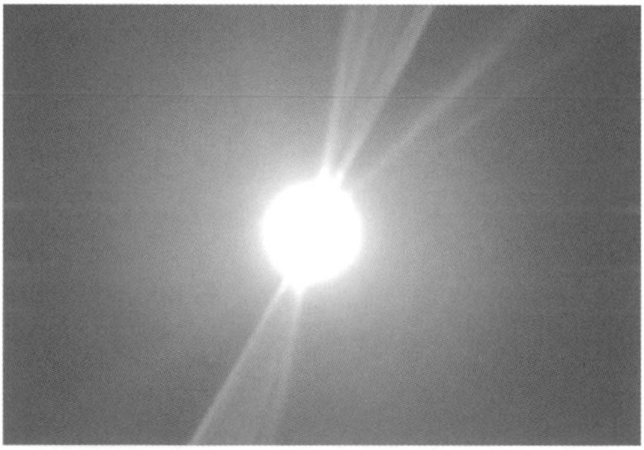

你也可以想像陽光從天空照射下來。
這個畫面是在埃及聖地拍下的盛夏陽光。

不過，「想像一道光芒」其實也是有點難度，因此可以利用聲音。你可以選一種讓能感覺從天上射出光芒的聲音，聽著這個聲音，然後想像光進入身體的景象。

連結至以下的網址或掃描QR碼，就能聽到有助於光想像的音檔。引導文如下。

> 遙遠的天空降下一束光芒，照射在你身上。
>
> 這道光不僅照在你的身體表面，更注入了你的體內。
>
> 光線照亮你體內的壓力、不安、恐懼，讓你整個人閃閃發亮，而且你從頭到到腳都被光包圍著。
>
> 最後，所有負面情緒都從你腳下隨著光一起散去。
>
> 整個人變得神清氣爽。

你覺得如何？順利想像自己沐浴在光芒中了嗎？

聽著這個音檔，多想像幾次後，你就能隨心所欲想像屬於自己的光。

想像的時候，不必思考或擔心如何解決眼前的問題，只要想像光芒逐漸照射在有問題的狀況上即可。只要這麼做，腦波和心靈的頻率就會改變，進而改變現實世界，非常

http://frstp.jp/zn5

有趣。

這是因為你對事情的見解變了，不再覺得某個狀況令你沮喪、痛苦、沉重或者不知所措，而是能夠帶著開朗、輕鬆、快樂及期待的心情去面對。

光芒可以照射在所有事物上。無論是某種狀況、身體部位、其他人等都可以。在你的腦海中想像一道光，把這道能量傳送至所有你想得到的地方，照亮一切。

這是光線訓練的基礎作法，可運用在各種狀況上。

改善人際關係和經濟狀況的「莫比烏斯訓練」

「莫比烏斯訓練」是沿著8字形循環的能量

「莫比烏斯訓練」可以改善任何人際關係和經濟狀況。很多人做了之後，都能看到實際效果，是非常受歡迎的訓練。

莫比烏斯的名稱取自「莫比烏斯環」（Mobius band），指的是沿著8字形循環的能量。

只要想像這股能量的流動，或者實際動動手感受能量的移動，你與對方之間的能量

就會互通。讓能量以莫比烏斯環狀的方式流動，能量互通的渠道就會變寬，最後形成良好的互動和交流。請以這樣的想像去執行這個訓練。

莫比烏斯環也可以作為無限符號，其形狀本身就潛藏著能量，因此只要在想像中融入莫比烏斯環，就會產生莫大的變化。

我們身旁存在著一股類似磁場的能量。我們可以在所有人際關係中看到，這股能量彼此緊靠、分開、吸引，或者結合起來形成更大的能量。

與別人頻率合得來、互動良好時，表示你們之間能量場的能量流動順暢。但如果關係不好，就代表有地方出了問題、能量流動停滯。莫比烏斯的符號就有助於改善這樣的狀況。

用莫比烏斯的能量連結自己與對方

具體的實踐方式則是想像莫比烏斯環的8字型散發出強大的能量，圍繞在你與別人之間。

如果是一對一，首先，想像後腦勺周圍有能量流動，這股能量流動至對方的腳邊，然後竄升至對方頭上，最後與你的能量融合。接著，對方身上散發出能量，他的能量流動至你前方，進入你的身體（請參考左頁插圖）。

有趣的是，如果想像的對象是平時關係就不錯的人，就能愉快進行莫比烏斯訓練；但如果是不喜歡或者與對方目前有些不愉快，那就會顯得興致缺缺。

不過，請相信並把一切託付給莫比烏斯符號。

如果想像的是不喜歡的人，一開始或許心裡會有疙瘩，或覺得「奇怪」。就算有這些感覺，也請持續想像。即使剛開始感覺沉重，做著做著就會覺得變輕鬆了。因此，**請想像沿著8字型流動的能量逐漸擴大範圍，向光線一樣不斷循環**。只要這麼做，與旁人之間的關係就會產生能量上的變化。

而且，下次再碰面時，若你先跟對方問好，對方很可能會主動向你道歉，甚至彼此間可以聊得相當愉快。

這些好事的發生，都是莫比烏斯環符號的神奇功效。

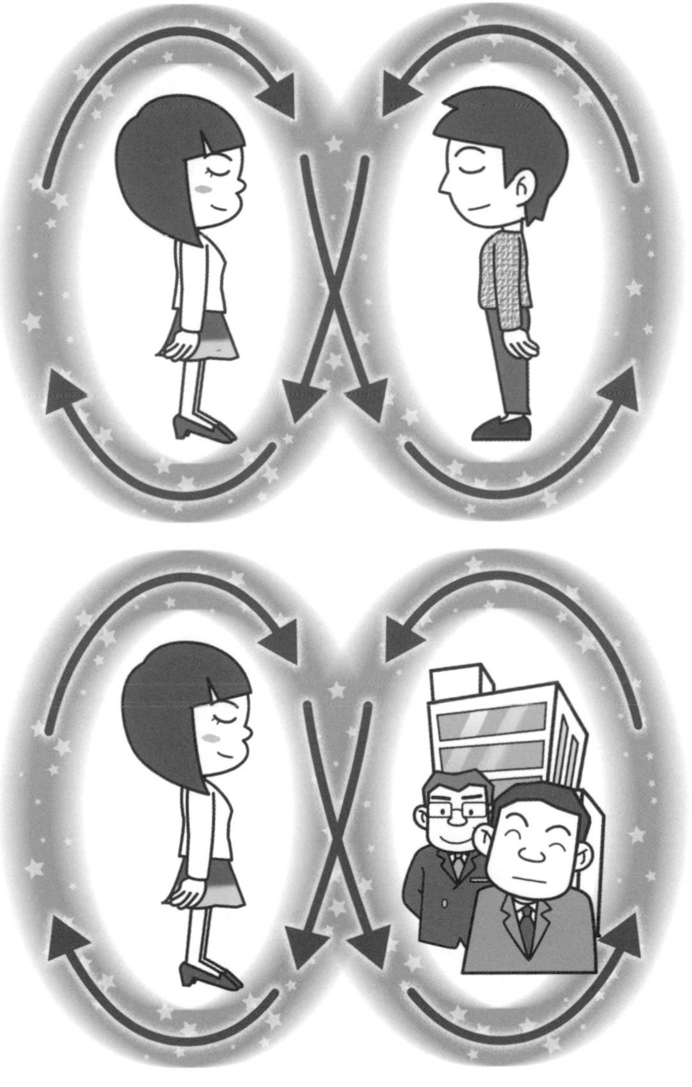

改善經濟狀況和感情狀態

莫比烏斯環不只能在一對一的關係上產生效果，也能促進與各方人士的關係，還能改善經濟狀況。

例如，想像的對象也可以是公司或客戶的公司。利用莫比烏斯環把自己與公司的能量結合起來。

最終的目標是雙方產生良好互動、關係越來越密切。請想像每個人的能量彼此連結、產生良性循環並形成一個能量網絡。

有時候或許會覺得孤單無助、手足無措。這種時候，什麼都不要想，請先想像莫比烏斯環。請想像你認識了許多貴人，結識這些貴人後，新的能量開始流動，你的收入變多了或者有新的工作機會等，人際關係越來越好。

如果順利做到這些想像，一個人也沒什麼好怕的。利用莫比烏斯環的想像，會讓貴人出現在你的生命中。

「莫比烏斯訓練」心得文①

與主管的關係三天就出現變化！

我在公司只有被主管罵的份，甚至不敢主動跟主管講話，主管當然也不會跟我說話。辦公室裡瀰漫一股冰冷的空氣。但是，當我每天早上執行莫比烏斯環後，立刻就看到了變化！第一天，我開始覺得主管的語氣比平常溫和，第二天我可以不緊張地主動和主管說話，第三天起，主管開始親切地和我說話，每天的變化都令我相當驚訝。雖然進行莫比烏斯訓練不過兩週，但我們現在已經可以很開心地聊天了。（A・W／女性）

原本有不滿的客人態度轉好

我收到客訴電話後，開始想像莫比烏斯環的能量流動，這使我變得能體諒顧客的心情。原本很憤怒的客人，語氣也逐漸轉好。（M・N／女性）

連不見的東西都能找回來

我用莫比烏斯環找回丟掉的東西五次。某次我女兒進行莫比烏斯想像時，靠著直覺找到了遺失物。

同時，我家有一間專門出租給學生的房子，我在大學放榜前進行莫比烏斯想像，放榜後房子立刻全都租了出去。（H・T／女性）

職場人際關係獲得改善

我透過莫比烏斯環連結職場與自己之後，人際關係變得圓融許多。與不喜歡的同事共事的機會也自然減少，因此能照自己的方式做事。女兒本來還在為友情煩惱，進行莫比烏斯想像後，順利解決了與朋友之間的問題，這個春天順利畢業了。（F・K／女性）

如果想改善自己親友的狀況

除了自己本身，莫比烏斯環也可以讓其他人與其他事物產生連結。

我有一位女讀者的小孩正在找工作，所以她利用莫比烏斯環想像，連結她的小孩和小孩想進入的公司。她進行想像幾天後，她兒子便收到了那家公司的「錄取」通知。

另外，還有一位女讀者也分享了女兒跟女婿想申請社會住宅的經驗。她的女兒雖然申請了社會住宅，但由於中籤率極低，總覺得「不可能抽中」。因此，她替女兒進行莫比烏斯想像，將女兒和女婿與社會住宅連結起來。

後來，儘管中籤率極低，他們還是幸運抽中，順利搬入舒適的家。

像這樣的例子很多，請各位一定要做做看。第一一八頁是冥想用的引導文。連接至以下網址或掃描QR碼，即可聆聽引導冥想所使用的音樂。

http://frstp.jp/zn6

「莫比烏斯訓練」心得文②

得到一筆意外之財，超訝異！

我透過莫比烏斯訓練，想像自己看到存簿匯入了一筆錢，後來朋友便連同我的費用在內，把五月要去旅行的費用全都匯到我的戶頭裡，令我大吃一驚。（A．T／女性）

女兒拜託我「不要停！」

我女兒還不熟悉打工環境，所以不喜歡去打工，因此我便想像她開心打工的樣子，並且透過莫比烏斯想像，將她的笑容和我的莫比烏斯環連結。女兒當天回家後，笑嘻嘻地跟我說「今天超開心的！」。幾天後，我和她聊到莫比烏斯環的事，她竟然說：「真的假的！打工地方的氣氛跟以前完全不一樣，變得超歡樂！拜託妳不要停！」（笑）。（C．K／女性）

業績直衝！

我想像未來的自己一派輕鬆地把商品賣給不好推銷的客人，並且用莫比烏斯環連結那個自己與現在的自己，結果三天就達成超過三個月的營業額。（E．N／女性）

客戶陸續決定換工作

我提供顧客轉職諮詢時，透過莫比烏斯環將客戶與客戶想進入的公司連結起來，兩個月內就收到五位客戶的「錄取通知！」實在太令人驚訝。我認為，如果想像夠明確並真心期待，就能實現所有願望。（K．M／女性）

客人的情路變順了

我用莫比烏斯環連結客人和他的另一半。結果客人開心地告訴我他開始有機會和對方碰面，而且第一次可以用電話聊很久，並且沒有再提到分手的事等等。（A．M／女性）

大口吐氣。

吐氣的同時，現在所有的人際關係問題、你的負面情緒，通通都往體外散去。

然後，吸氣的同時，新鮮的空氣慢慢擴大自己的能量，讓你有機會認識新的人和朋友。

想像你的人脈越來越廣。

首先，出現了一個你很希望和他交朋友的人。想像這個人的模樣。光是透過想像，心情就會變得非常愉悅。

你和他的交情或許還沒那麼好。但是，你把你的想像和能量傳送給對方，這股能量就會超越時空，在你和他之間產生更大的莫比烏斯環連結，發出耀眼光芒。

一開始，你的真誠散發出能量，從體內往頭頂竄出。然後，這股能量流動至對方腳邊，好像有一雙隱形的手捧住這股能量，從他的腳邊迅速滲透至體內。

你不必在意對方的表情。讓你的能量靜靜地、緩緩地滲透至他體內。

從他腳底竄升的能量，通過心臟，從頭部竄出。

現在，他身上那股隱形的能量和潛意識的能量，流動至你的腳邊。這股能量從你的腳邊竄升至你的體內。

請無條件接受過程中的感受。或許會覺得舒服暢快，也或許會覺得不習慣、生硬。然後，對方的能量滲透至你體內，與你自己的能量結合，從你的頭頂竄出。接著，這股結合雙方能量的能量又往對方腳邊流動，從他體內竄升。

你開始感受得到對方意識深層和記憶深處的各種訊息。不要做評斷，只要去感受舒不舒服、「愉快」或「不愉快」，讓雙方的能量循環流動。

同時，對方的能量從你的腳邊進入你的身體。然後，他的能量從你體內竄升，竄出頭頂後再回到對方體內。你們兩個之間，有一道閃閃發亮的莫比烏斯環。

這個莫比烏斯環會讓你們雙方關係越來越好。

當你們變親近、可以互相切磋成長，實際上流竄在你們之間的能量就會越來越好。

如果對方和你想得不一樣，與他的互動對你的靈魂並不重要，彼此間的關係就會變淡，回到一般朋友狀態。

現在，請不要用腦袋去判斷，想像莫比烏斯環的能量在你們之間循環的樣子就好。

莫比烏斯環的能量流動得越來越快，光芒也隨之變強。

最後，你們兩個的能量結合成一道光，彼此融合。

請敞開心胸，接受這道融合的光。

請感覺這股能量變成光，滲入你全身。

你覺得怎麼樣？雖然這裡是想像「你」與「別人」的關係，但你也可以用來想像你與職場、他人與他人的願望等。

透過「時光旅行」預見未來和過去的自己

讓未來的自己給你意見

雖然「時光旅行」聽起來像是科幻情節，卻是我常在講座上進行的活動。透過想像與未來的自己和過去的自己連線，取得必要的資訊或交談。

做法相當簡單。先啟動快樂迴路、解放意識，讓意識變自由，去見未來或過去的自己。

以未來來講，請想清楚是多久以後的自己。三個月後、半年後或五年後都可以。決定好之後，輕輕闔眼，想像未來的自己。當然，未來的那個你，是已經解決所有當前問題的你。

那麼，未來的你有著什麼打扮？是什麼髮型和表情？請想像各種細節。

完整想像出未來的自己之後，**請那個你提供現在的你意見**。

未來的你可以建議現在的你接下來要做什麼或不要做什麼。你也可以請未來的你幫你做心理建設。

得到建議後，請向未來的你謝謝並道別，然後回到現在的世界。

貼近並鼓勵過去的自己

請回到不好的事件當下，也就是發生創傷或導致心理障礙的事件發生之際。

我在第四十七頁說過，是你對過去事件所賦予的意義，影響到了現在的你。由於這樣的想法根深蒂固植入在潛意識中，所以影響了現在的你。如果能改寫潛意識，認為「發生這些事也沒什麼」「因為有那樣的體驗，所以才有現在的自己」，**賦予事件正面的意義，就算不改變過去，這些事件也會對你產生完全不同的影響**。與其透過治療撫平創傷或心理障礙，不如透過時光旅行訓練，改變你對過去事件賦予的意義。

透過時光旅行的活動，與陷入負面事件漩渦中的自己相遇後，請去他的身邊告訴他

「不要擔心」。你也可以抱抱他說「我會幫助你」，或者依照你的狀況告訴他：「現在的你還小，不會處理這種事。所以不要自責，不是你的錯。」等等。當然，你也可以跟他說：「或許你現在覺得很痛苦，但這個經驗會讓你成長很多喔。」

這麼做，會改變你對特定事件的想法，因此你會放下原本令你感到沉痛的事，變得輕鬆許多。過去說不出口的事情，你將能侃侃而談，也能積極做自己想做的事。

時光旅行也是一種能使人產生強烈情緒的活動，尤其是與過去的自己相見時更是如此，不少人做這個活動時眼淚都會決堤。因此，我建議找一個安靜的地方，單獨進行這個活動。

讓平行世界更真實的「想像圖」

用想像躍進烏托邦

「想像圖」有助於明確想像平行世界。各位可以連結到下面的網址或掃描QR碼下載想像圖。請列印出來，隨時備用。

假設現在的你位於這個想像圖的下方，而在想像圖上方的橢圓形光圈中，有一個理想中自己所存在的平行世界。你不必把這個世界當作「未來目標」去追求，而是「另一個你目前所存在的世界」。如果你能清楚設定這個世界，讓意識進入這個世界，就能從平行世界得到能量。

接下來請進行引導冥想，讓意識轉換至平行世界，並進入平行世界中的你，感受他的感覺。結束之後，把這些感覺寫在想像圖中。

請連結下方網址或掃描QR碼聆聽引導冥想的音檔。

放鬆，大口吐氣。

吐氣的同時，想像各種壓力、疲倦、不安、恐懼慢慢離開你的身體。

然後，大口吸氣的同時，在另一個次元過得非常好的你，會將能量從平行世界傳遞給你。想像這個畫面，然後持續呼吸。

身體隨著吐氣變得越來越輕盈自在。

吸氣時，你所期待的未來散發出能量，變成光的微粒，進入你的身體。

最後，那道光照射到你身體各角落、慢慢滲透，使你整個人發出微微的光芒。這個光芒越來越大，當你周遭籠罩在光芒中的瞬間，你的意識已經跳躍至平行世界。

http://frstp.jp/zn7

http://frstp.jp/zn8

與你期待中的平行世界連結！

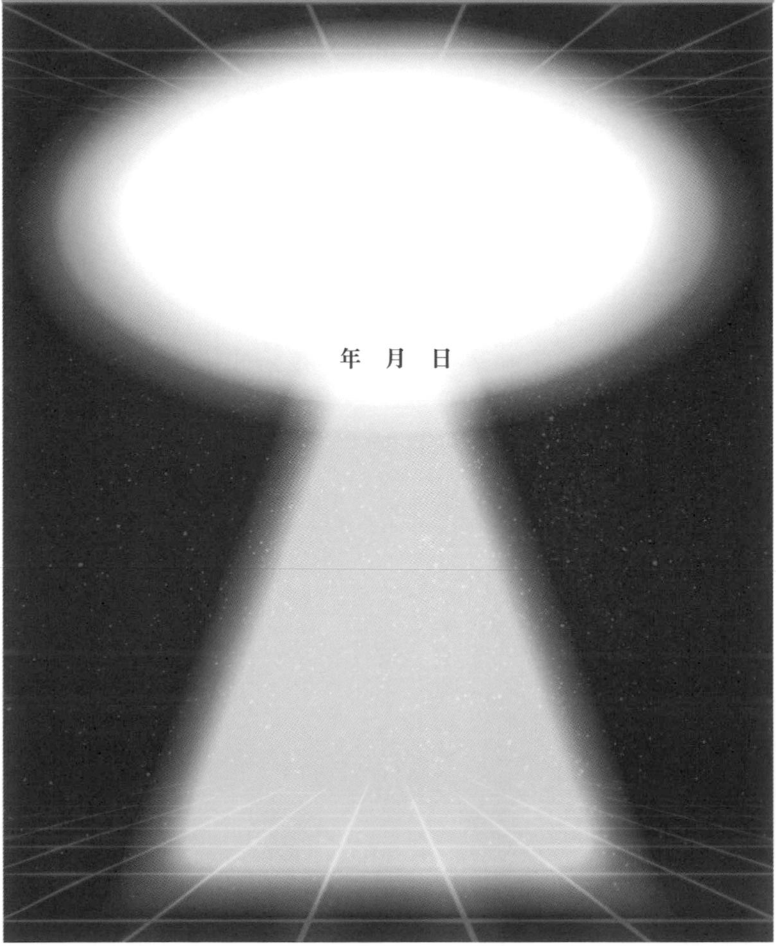

在那個世界的你，做著自己真正想做和喜歡的事情，每天都過得相當充實。你身邊聚集了你喜歡的人和朋友，還有你的另一半和家人。你在所有場合中都顯得相當開心自在。請好好看著這樣的自己。

首先，你在工作和收入方面的表現如何？你做著自己熱愛的工作。你的狀態如何？你如何與同事和客戶相處互動？

當你看著那樣的自己，你的意識會瞬間進入平行世界的你當中。

請從你的角度觀察周遭人事物。

你從工作中得到充實感、熱愛工作，你充滿活力地投入自己的畢生志業。快樂、喜悅變成流動的能量，為你帶來經濟上的富裕。財富以適當的方式不斷循環，你擁有充足的收入。

感受你當時的情緒。

你享受與每一個人的互動，你們建立起深厚的情誼。

你很放鬆、快樂。

你在這些人面前能夠卸下心防做自己。

你開心得不得了，既興奮又期待。

現在，請感受你的身體狀態。

你感覺身體非常輕盈，暖暖的。仔細一看，你體態良好，看起來很自在。身邊的人無不稱讚你「漂亮」「看起來心情很好」「還是一樣活力十足」。

請用這副身體在平行世界裡走走。

你的心情如何？

或者，你也可以去坐車。這次的心情又如何呢？

你吃的、穿的，全都是你喜歡的東西，你很自然地享受這一切。

你現在體驗的這個世界早已存在於平行世界裡。

請大口深呼吸，讓這樣的感覺深深烙印在你的身心腦中。

用全身呼吸。平行世界的頻率和能量滲透至你身體的各角落。

吐氣。吐氣的同時，平行世界的能量也慢慢流動至你現在所處的世界裡。

再次地吸氣、吐氣。請反覆深呼吸。

你沉浸在舒服的頻率和氛圍中。在平行世界的能量灌注至你全身的同時，請緩緩張開眼。

「我曾經覺得〇〇」，用過去式寫下願望

你覺得如何？趁平行世界的感覺還沒消失前，把當下所看到的景象、感受到的情緒及體感都記在想像圖中。**請在三分鐘內寫完。**

別想太多，想到什麼就寫什麼。

重點是把你的感受以過去式寫下來，例如「我曾經覺得〇〇」「我剛剛在做〇〇」。把你感受到的感覺寫下來，將能量儲存到這張圖上，這張圖本身就會變成能量供你使用。之後你只要透過這張圖，就能讓平行世界的能量流動至你身上。

有人問過我：「須要在圖的中間寫些什麼嗎？」你或許會想寫下轉換至平行世界的步驟，但請不要這麼做。一旦寫下步驟，就會想按步驟進行，導致思考受到時空的限制。

進行這個活動時，最重要的就是瞬間轉換至平行世界，與在那個世界的自己連結。培養轉換的感覺，用擅於想像的右腦想像，用主管語言的左腦寫下感受。這麼做可以讓左右腦統合，加速實現願望。

建議寫好之後，可以把想像圖貼在顯眼的地方，也可以用手機拍下來，設定成待機畫面。

只要看到這個畫面，就會想到和平行世界連結，因此會更容易進入平行世界。

同時，你可以一直重寫想像圖。重寫時，想像也會跟著改變，你將會有新的感官變化，例如「雖然一開始是這麼想，但後來發現自己真正想做的是這個」等等，並且離理想生活越來越近。

讓人生精彩絕倫的「交響樂隊表」

在此，要介紹與剛才稍有不同的想像圖。為了區分兩者，我把現在要介紹的想像圖稱為「交響樂隊表」。這張圖類似以指揮員為中心，呈扇形展開的交響樂隊。各位可以透過以下的連結或掃描QR碼看到這張圖。

這張圖裡面有四個部分須填寫，包括「工作．收入」「家庭．人際關係」「興趣．娛樂」「美容．健康」。**這四個領域都是人生最重要的核心領域。**

明確想像自己對這些領域的期待，就能增添人生的豐富度。

在這張表上有四個地方要寫上期限。圖中位於最外側的欄位是為了更明確想像在什麼時候之前，希望能達到什麼目標，因此最為重要。

或許有人會疑惑為什麼興趣和娛樂需要想像？確實，大部分人都是希望工作順利、收入增加或人際關係變好。但如果只追求這些，壓力會逐漸變大，限縮想像的範圍。因此，暫停思考工作或人際關係，把興趣和娛樂等能取悅大腦的活動也寫進目標中吧。這樣做可以活化工作和人際關係不會用到的大腦部位，因此能取得人生的平衡。

美容保養和健康也是相當重要的領域。有些人可能在煩惱「自己好像老了」「肚子的贅肉越來越多」等等。請明確想像怎樣的外貌體態可以令你感到開心愉悅。

書寫交響樂隊表時，重點在於想像自己位於扇形的正中底部，並在那裡寫下自己的名字。

接著，**請先明確想像你的目標，並寫在扇形的最外側**。只要四個領域的目標夠明確，過程就可以寫得比較粗略。

你是自己人生的指揮家，請建立這樣的自覺。如果你在各領域裡，都能與平行世界中那個最理想的自己產生連結和共鳴，就能譜出美妙的人生協奏曲。當你揮舞指揮棒，就能譜出屬於你的樂曲。這張表就有助於你建立這樣的自我形象。

http://frstp.jp/zn9

讓人生更精采的想像圖

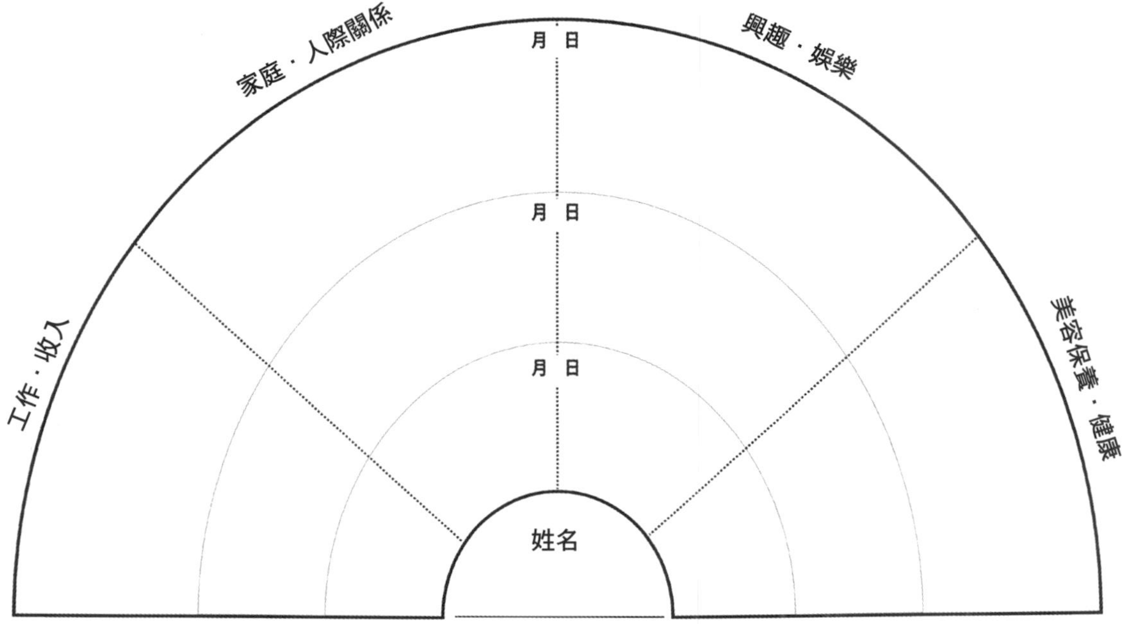

填寫日期　　年　　月　　日

「精神面」心得文

開始能做好時間管理

我的焦慮和不安一掃而空。學會專注後，就比較不容易分心。思考變靈活，時間管理也掌控得更好。（M．N／男性）

態度變堅定

我兒子拒絕上學、女兒正值青春期，每天都要猜他們在想什麼。孩子沮喪時，我也會跟著情緒低落，什麼事都不想做。而且，常常別人說什麼我都照單全收，對小孩的管教方式天天都在變，我自己也知道這樣不對。

但在我發現了宇宙自我軸這個訓練，並試著去做後，覺得整個人煥然一新，身體像是有一條軸心通過。後來我盡量每天都進行宇宙自我軸訓練。由於我開始有自己的原則，信念就變得更堅定了。（A．K／女性）

告訴自己「就這樣吧」，然後放下執念

雖然剛開始還是會出現不安迴路，但持續進行腦部活動並建立起快樂迴路後，不管發生什麼事，我都能心想「算了」「就這樣吧」接受事實並放下執念，而且不會再因為小事影響情緒。（R．K／女性）

從未來的自己得到能量

以前我一有煩惱時，就會擺出苦瓜臉，但自從開始做各種訓練後，不但心情變好，也覺得快樂多了，開始會問自己「接下來要做什麼好？」態度和行為都更積極。我每天都把接收到的陽光傳遞給祖先，然後進行環形能量訓練、宇宙自我軸訓練，從未來的自己身上得到能量。（N．W／女性）

停止評論他人就可以變快樂！

最近就算有人說話踩到我的「雷點」，我也可以一笑置之。去年的我還會很氣別人「怎麼可以說這種話」，但開始進行捨棄不必要觀念的活動後，雖然也會對過去的事感到後悔或不想去回想，但我很訝異自己的改變。停止評斷別人後，我深刻感受到自己內在的變化，我竟然也能如此快樂和想得開。（A．M／女性）

事情一定會更好！

無論遇到什麼事情，我都能接受事實並勇往直前。即使遇到困難，我也相信事情一定能解決。（H．Y／男性）

朋友分享了好消息

我教朋友做這個活動，他告訴我，自己原本什麼話都憋在心裡，變得可以說出自己的想法。他的變化也改變了他周遭的朋友。（Y．Y／女性）

大腦的處理速度變快

雖然掌握事情整體狀況後，我就會知道該怎麼做，但通常要花很久的時間去了解。不過，最近我的學習速度變快了。就算是很難或陌生的領域，我也有自信能夠學會，因此變得越來越享受學習新知。

同時，我搜尋資料的速度也提升了。我變得喜歡查資料，了解新知識的全貌。我覺得大腦處理資訊的速度變快了。（Y．M／女性）

每天都過得輕鬆自在

我有一位家人突然生病住院。如果是以前的我，一定會相當害怕不安，每天提心吊膽。

不過，現在的我已經不容易受到影響，可以轉念為「船到橋頭自然直」，每天都過得輕鬆愉快。有這樣的轉變真的很令我訝異。（Y．K／女性）

重新振作

我變得能迅速轉換心情。覺得鬱悶或心情不好的時候，可以讓自己暫時抽離這樣的情緒。我也開始懂得以自己的快樂為優先。我能察覺自己進入不安迴路，並重新振作起來。（M．K／女性）

享受「當下」

我越來越少產生莫名的不安、恐懼以及嗜睡。雖然還是有些事做不到，但我開始會不斷問自己「那妳想活成什麼樣子？」決定我的生活方式。當我全盤接受任何事情後，我比以前更能享受「當下」了。（M．K／女性）

發生任何事都能不為所動

雖然一開始做這個活動時，總覺得「有種被逼的感覺，也覺得做不到」，但後來卻覺得「做完之後神清氣爽，心情愉悅，想多花點時間進行」。以前工作上遇到麻煩的事情時，容易覺得壓力很大，但上班前進行宇宙自我軸和上帝之手的訓練後，卻能讓我心情變好，靜下心來。

我還是一樣會遇到問題、人際關係的紛爭以及令人不滿的狀況，但我已經不會受影響。我不再為這些事情「所苦」，總覺得「任何事都能解決」。（K．O／女性）

巨大的變化令人不可置信

長年以來，我因為壓力方面的疾病，常常心情低落，但我每天持續進行活動後，心情竟然變開朗了。對我來講，這是很難以置信的變化，真的非常感恩。（M．H／女性）

第五章

加速願望成真的「能量訓練」

只要一個動作，就能改變能量

這一章，除了希望大家重新思考來自人體的能量之外，也要進行結合身心腦的活動。讓「氣場」的流動變得更順暢，活化並提升能量，就能加速願望的實現。

其實，**創造現實的力量，來自體內外流動的能量**。

例如，缺乏自信的人，視線總是往下看、肩膀下垂，表情落寞。這種時候，只要動動身體，即使是做做樣子也好，就能產生能量。一個動作就能引發變化，這就是能量訓練的核心意義之一。

能量訓練中最重要的就是結合想像與能量。「我有想像，但卻無法實現」，會有這種問題的人，就是想像和能量沒有合而為一。

首先，請清晰地描繪想像。這樣才能產生適當的能量。

這股能量具備改變現實的力量和功能。請了解並相信這一點。

不過，三次元的世界有「時間」的限制。因此，想像和能量改變後，要再過一些時間現實才會產生變化。

有人會在意這個時間的落差，擔心「怎麼沒變化」並感到焦慮，但只要自身的能量改變了，周遭的世界也一定會改變。這是宇宙的法則。

你產生的能量非常珍貴！

我要再次說明什麼是氣場。**氣場是資訊所擁有的能量**，能量訓練的目的之一，就是可以自由改變氣場，**改寫潛意識中的負面思維**，例如覺得自己「注定失敗」「很難做到」等。

進行這個訓練時，最重要的就是「珍惜」自己所產生的能量。例如，在講座上雙手合十，製造能量（圓形氣場）的時候，如果心裡懷疑「真的有能量嗎？完全感受不到」，就只會形成薄弱的能量。

既然要做這個活動，就要相信「真的可以產生很大的能量！」珍惜、尊重這股能量，並且相信「這股能量可以改變我、潛意識、周遭的空間以及全宇宙」。接下來我要詳細介紹如何進行這個訓練。

基本訓練「改善磁場」

讓氣場能量覺醒！

首先是基本訓練「打開氣場感應開關」。

據說人體有陰陽兩種能量流動。例如東方醫學一般認為左陽、右陰。因此，**左右手合十，可以調和陰陽，穩定能量，讓能量循環**。也有一種說法是，只要雙手合十，就能在你體內形成莫比烏斯環狀的能量。

左右腳掌合十也能調和陰陽。人體之中，能透過左右兩邊連結達到能量調整效果的，只有手腳而已。如果能在睡前做這個動作，陰陽能量就能取得平衡。

①雙手合十，感受到溫暖的「氣」之後，想像你體內陰陽調和的樣子。

②陰陽調和後，雙手合十摩擦。一開始可以重複二十～三十次。習慣之後，重複做二～三次即可感受到氣的形成。

③手掌稍微分開，將氣聚集在手掌間。左右手相互交錯轉動，或者遠近移動。

④將聚集起來的氣化為圓形。從乒乓球大小，慢慢變成網球、壘球、排球大小。

如果感覺雙手之間有一股氣在流動，就代表成功了。

⑤然後抓住雙手間的氣，緩緩拉長、縮短、拉長、縮短。

⑥接下來，將圓形氣體放到胸前，稍微轉動一下。首先，往順時針方向（往右）轉，可以感受到氣的熱度和彈力都增加了。

⑦請逆時針（往左）轉一次，可以感受到氣改變了方向。

⑧再換回順時針轉動，過程中反向轉動一次，可以感受到氣的變化。

⑨也可以往上下左右移動。想像當雙手距離拉近，氣功被壓縮的樣子。

以上是「開啟氣感」的訓練。若因為受傷而無法兩手一起使用，只要在腦中想像正在進行這個訓練，一樣能產生氣場能量。

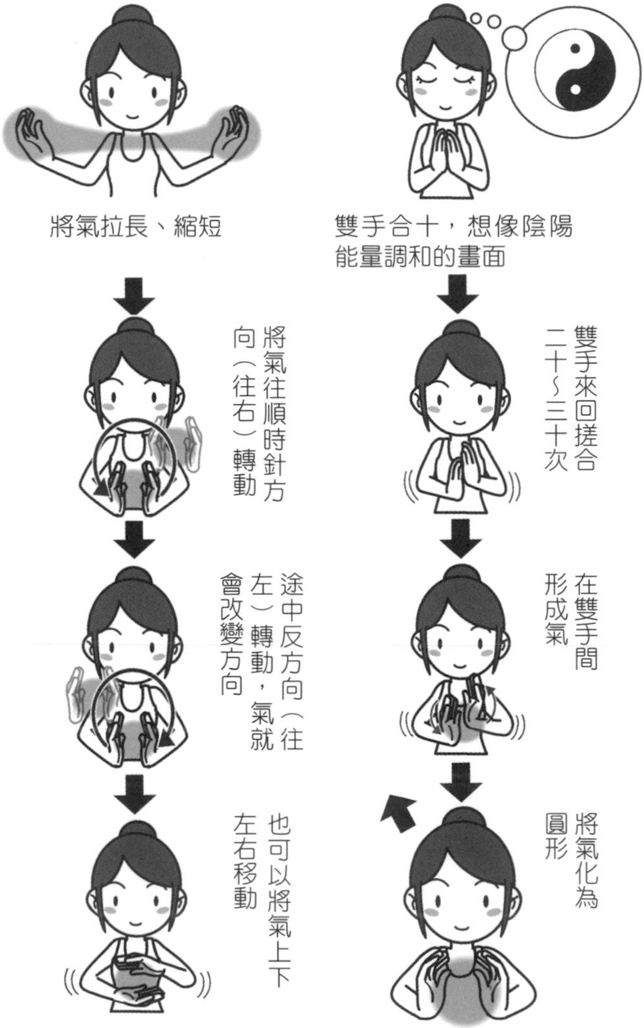
雙手合十，想像陰陽能量調和的畫面
雙手來回搓合二十～三十次
在雙手間形成氣
將氣化為圓形
將氣拉長、縮短
將氣往順時針方向（往右）轉動
途中反方向（往左）轉動，氣就會改變方向
也可以將氣上下左右移動

自由運用氣場的六個訓練

①用氣場能量包圍自己

在前面的訓練中，我們產出了一顆圓形氣團。請將這顆氣團放在頭上，讓它慢慢擴散。感受氣從頭頂緩緩降下，形成繭型包圍著自己。

你會感受到安穩、心平氣和，覺得自己被保護著。請積極感受這些感覺，想像身邊有一個能量場。

再稍微搓合雙掌並觀察手掌，你會發現手掌上出現紅白點，就像義大利香腸一樣。這代表氣場的流動變好，只要維持這個狀態，氣場能量就會增強。

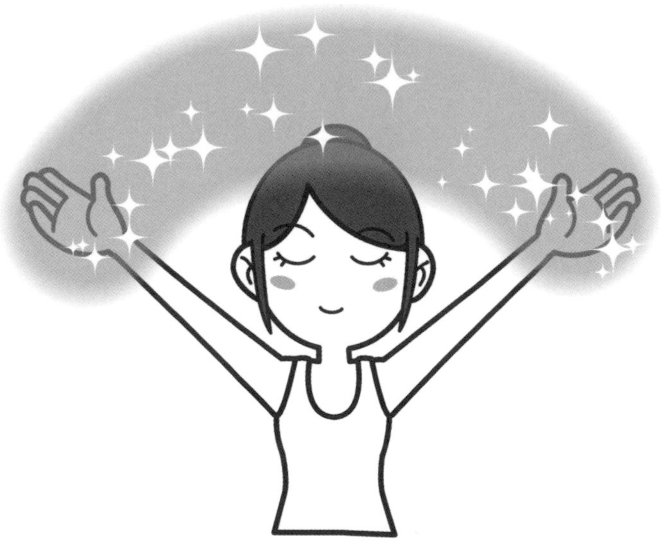

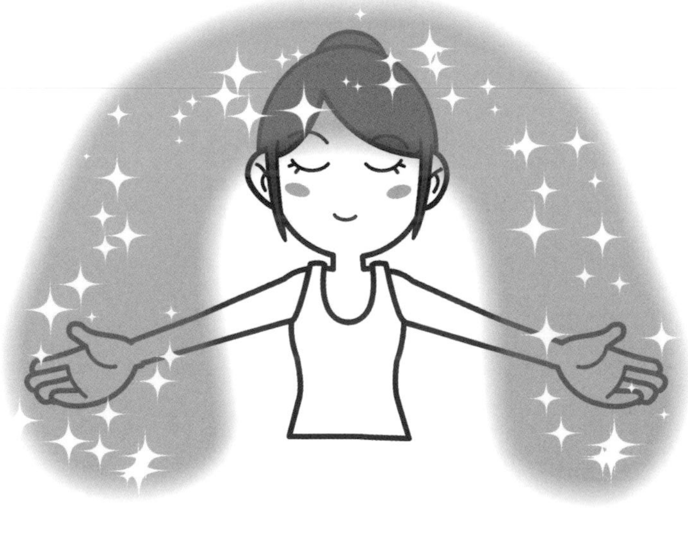

②兩兩一組，感受彼此的氣

①產生氣，形成一個圓形氣團。
②右手在上，左手在下，扶住這顆氣，然後右手離開圓形氣團。
③右手離開後，由上往下慢慢靠近左手，感受圓形氣團輕飄飄和刺熱的感覺，以及溫度的冷熱等。
④右手也從側面去感受圓形氣團。

有些人由上往下接近圓形氣團時，比較能感受氣的存在，有些人則是從側面較能明顯感受到氣。感受因人而異，也會因當天的想像和身體狀況產生變化。

如果兩個人一起進行這個活動，更能清楚感受到圓形氣團的存在。每個人的氣場特質不同。比起單獨探索自己的氣，觸碰不同的氣會讓你更容易感受氣的「存在」。

兩個人進行這個活動時，請由一個人產生圓形氣團，放在左手上，另一個人從上或側面靠近圓形氣功，感受氣場的差異。

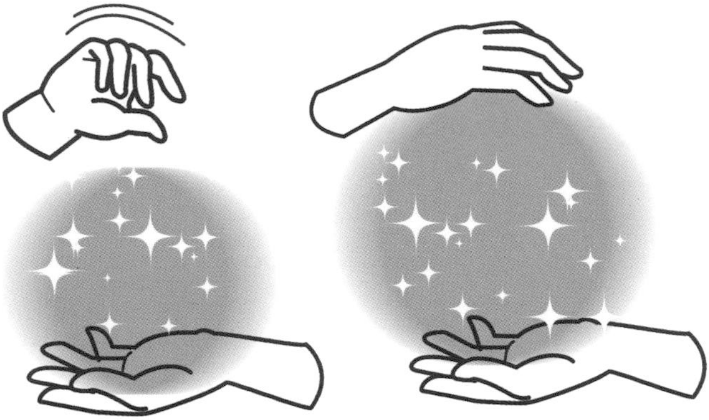

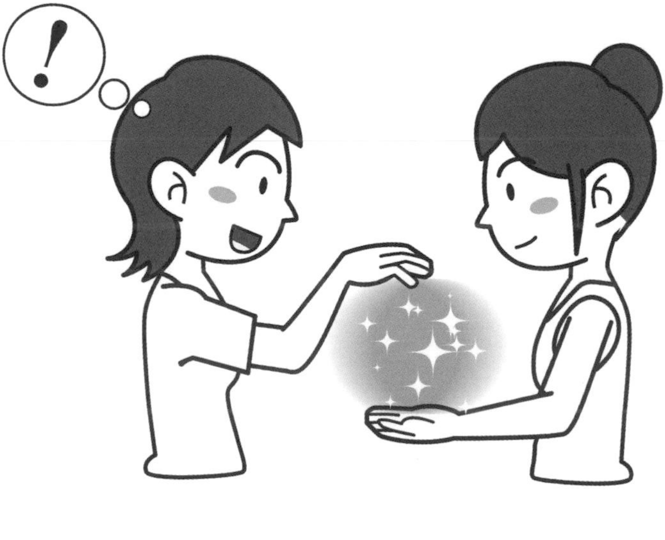

③讓氣場能量通過手和身體

①形成氣，將氣調整為圓形。

②以右手（左手也可以）托住圓形氣團，伸出另隻手擺出「剪刀」的手勢，讓圓形氣團化作劍形，試著揮舞幾下。

③將劍氣慢慢刺入手掌中，並反復上下刺穿，這時會感覺到手掌癢癢的。

④將劍氣刺入手掌後，順時間旋轉劍。順時針轉動有助於注入能量，因此可以感覺氣變強了。

⑤將刺入手掌的劍氣移動至手腕，並將氣來回在手腕和手肘之間移動。接著繼續往上移動至上手臂和肩膀，會感覺到氣場能量通過手臂。

兩人一起進行這個活動時，可以更清楚感覺到劍氣通過彼此的手掌和手臂。

如果有肩頸痠痛的情況，除了劍氣之外，可以再加入光線，想像氣和光線在體內按摩，身體就會輕鬆許多。

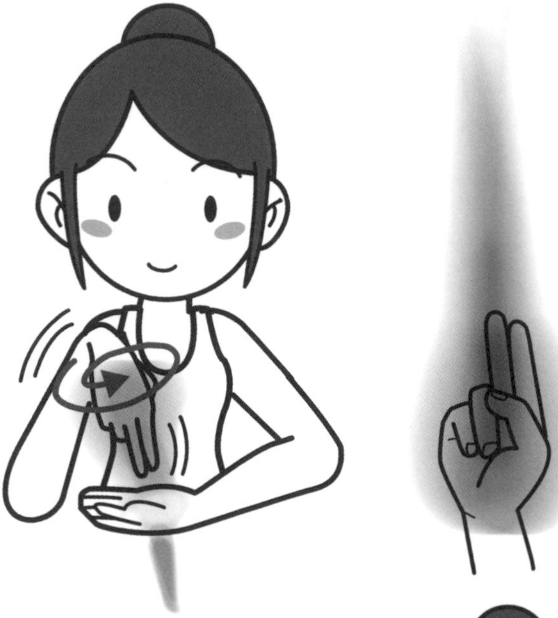

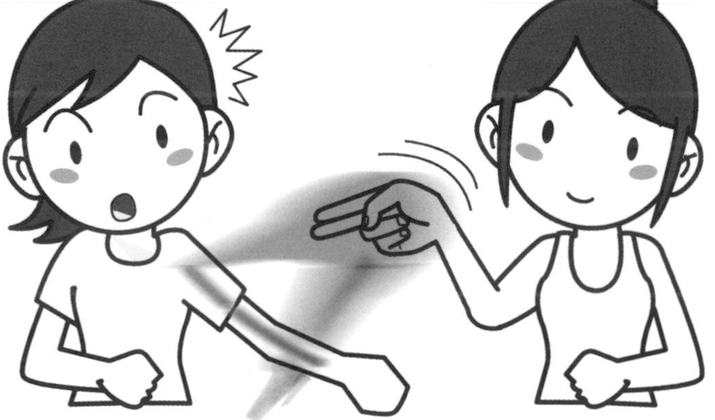

④製造熱氣場和冷氣場

①產生氣，將氣調整為圓形。

②圓形氣團溫度會逐漸升高，就像雙手間捧著一顆太陽一樣，或者像是抱著一個溫暖的暖爐，雙手會越來越熱。

當開始想像這個畫面，就能改寫圓形氣團所蘊含的內容。或許會覺得「應該是錯覺吧？」但只要這麼想，大腦就會把感覺變成現實。

③現在，圓形氣團逐漸冷卻。我經常讓意識移動至南極，感覺手觸碰到冰封了幾億年的南極冰層。手離開冰層後，凍得跟冰柱一樣。

當溫熱的血流衝上腦門，用凍得跟冰柱一樣的手在頭附近揮動，便會立刻降溫。

請盡量兩人一起進行這個活動。觸碰彼此的圓形氣團，感受氣的熱度和冰冷。

⑤粉紅氣場有助美肌和變年輕

接下來，請試著產生具有美容、美肌、抗老效果的「氣」。除了女性，男性也一定要做看看。

①做出圓形氣團。

②想像雙手間的圓形氣體呈現水潤的粉紅色，像嬰兒的臉頰一樣充滿彈力。用手指輕輕戳碰還會回彈，彈性十足。

③搓揉、伸展粉紅色的圓形氣團。想像把氣當成材料，製作最高級的護膚乳液。

④雙手挖起大量的「護膚乳液」，包覆住下巴。氣場能量從下巴慢慢滲透至全臉細胞，最後抵達頭頂。接著，再緩緩繞至頭蓋骨後方，抵達後頸。再從鎖骨正中央循環至全身。現在全身都被水潤的粉紅氣場包圍。

⑤氣場循環一圈後，雙手合十休息。想像自己的身體和臉都變得光滑潤澤，並實際觸碰看看。

養成習慣，早晚都進行這個活動，就能恢復年輕的肌膚。如果早晚沒時間做，也可以睡前進行。隔天早上一定可以感覺到膚況變好，你將會越來越喜歡照鏡子。

⑥用氣場能量淨化對方的磁場

如果覺得「某個人無精打采」「想幫他淨化能量」，可以利用氣場能量淨化他人的氣場。

首先，請先調整自己的能量。

淨化他人氣場的先決條件是，不要對眼前的人做，而是對身處異地的人做。

①手伸長，抓住位於異地的另一個人的氣，把對方的氣招進你手中。

②將對方的氣搓揉成圓形。請想像氣裡面有對方的迷你人像。

③確認對方的氣帶給自己的感覺？溫暖的還是刺刺的？請務必好好感受。

④想像從天空降下一道光，射入對方的圓形氣團中。原本無精打采、陰沉的氣場，會藉

由這道光，慢慢恢復活力。

⑤當感覺到對方的氣場不再混濁、沉重，反而變得明亮輕盈後就可停止。

⑥將裡頭有對方人像的圓形氣團，傳送給對方。做出推向遠方的動作，將發亮的圓形氣團，從對方頭頂推入他體內。

⑦想像光進入他體內後持續發光的樣子。

「療癒心靈，恢復自信的「心靈能量訓練」」

在心裡（心靈）產生情感能量

日常生活中，情緒經常產生波動。我們不只會笑、會高興，也會生氣、難過。這些負面的情緒，偶爾會讓我們內心受傷，失去平衡。

管理各種情緒的部位，是心的能量中心，也就是心靈。在三個丹田中，心與中丹田以及七大脈輪中的第四脈輪相對應。接下來要介紹的「心靈能量訓練」，能夠在最短時間內有效調節心的能量中心。

這是處理心理失衡的方法，感到孤獨或想要讓內心感覺溫暖的時候，就可以做這個

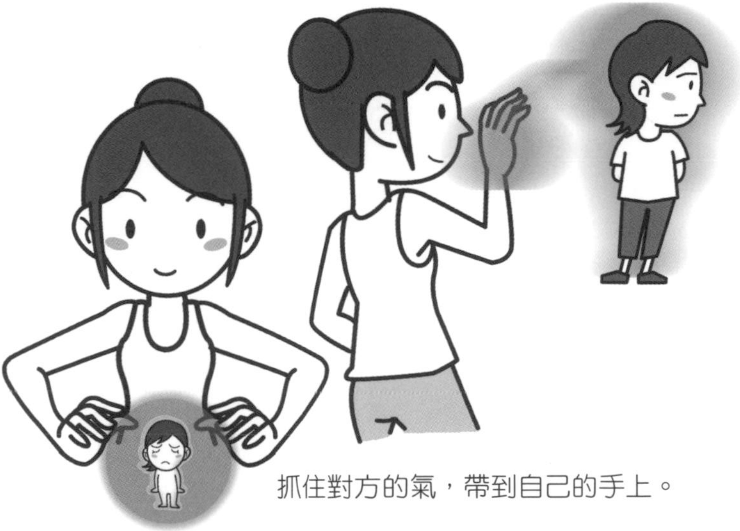

抓住對方的氣，帶到自己的手上。

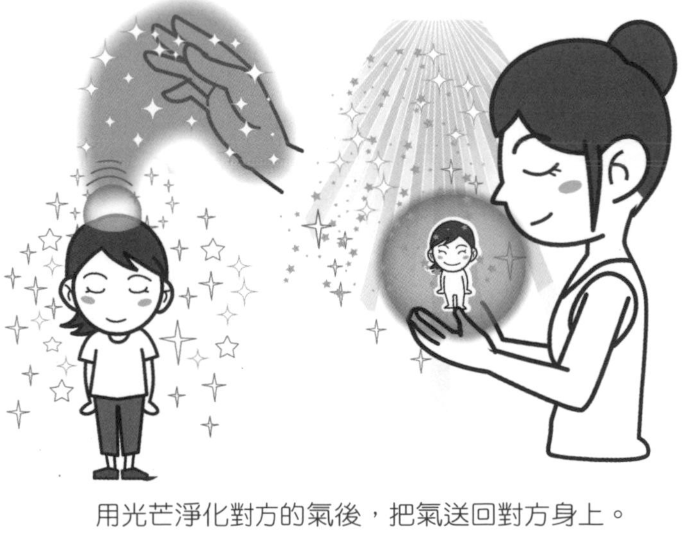

用光芒淨化對方的氣後，把氣送回對方身上。

訓練。

①男性左手在下、女性右手在下，疊合雙手。將疊合的雙手放在胸前。

②請想像雙手傳來宇宙的能量，那是一股相當溫和且無條件的愛的能量。無條件就是指「無條件」。不必再想自己沒有被愛的資格。不用再想愛是什麼。自己的想法不重要，愛會無條件來到身邊。請想像一道永不熄滅、無止盡、源源不絕的光。

③這道光透過交疊在胸前的雙手，慢慢注入心中，你的心開始發出光芒。

④現在，光從心擴散到全身。接著，不只是體內，你的心向前方射出光芒，環繞著自己不斷循環。

⑤光的能量照射在所有人際關係和事情上，然後從背後的心輪，再度進入你的體內。

⑥進入體內的能量，接收到心靈中心的光後，強度增加並從心發射出去，與在你周圍循環的能量融合。無條件的愛的能量一邊循環，一邊發出閃耀的光輝。請想像能量逐漸增強的樣子。

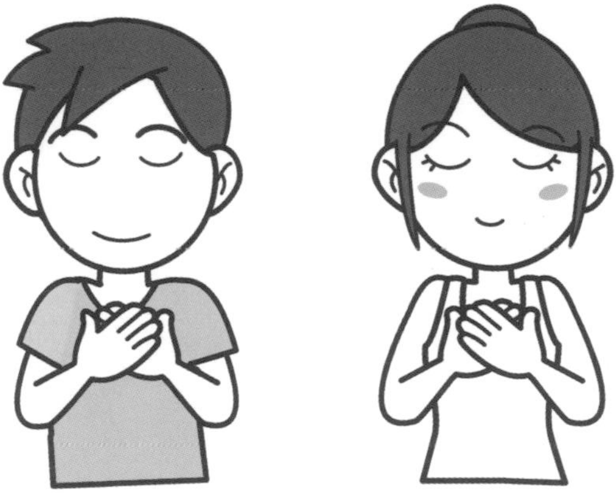

男性左手在下、女性右手在下。

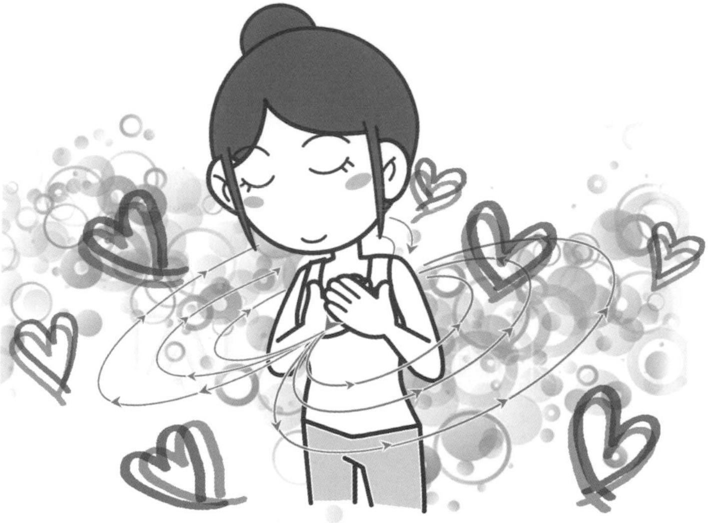

據說心輪與第一、第二、第三相連，且能連結第五、第六及第七脈輪，讓能量不斷循環。**若想實現願望，就得活化心輪。**

產生創造現實的能量「丹田想像呼吸法」

提升體力、果斷力、行動力！

俗話說「下定決心」「從容不迫」。情緒淡定，意志就不會動搖。能夠讓你處於這種狀態的，就是「丹田想像呼吸法」。**這裡指的丹田是肚臍下方的下丹田，這個部位能夠形成創造現實的能量，這也是實現願望的關鍵。**

並非任何人都能自信滿滿地創造現實。我們也會懷疑「事情真的能順利嗎？」或者「覺得擔心」。這種時候，就容易失去心的能量。

況且，有些人只沉浸在想像中，卻不採取行動。

面對這種狀況，就必須活化下丹田，讓自己進入「下定決心」「從容不迫」的狀態。下丹田活化之後，體力、果決力、行動力、活力、自信都會跟著增加。

以腦的三層結構來講，下丹田與腦幹相關。只要活化腦幹，整個人就會顯得朝氣蓬勃又年輕。而且，你也會有信心自己能如願以償。

下丹田是創造現實生活和身體健康的泉源。請積極進行這個呼吸法。

①男性左手在下、女性右手在下，雙手交疊，放在肚臍附近。

②將交疊的雙手慢慢往腹部壓、用嘴巴吐氣。身體向前傾約三十度，吐出所有的氣。

③吐完氣之後，從鼻子吸氣。吸氣的同時，將吸入的氣聚集在腹部，感覺腹部凸起。不光是想像而已，要真的將腹部往前凸。吸一大口氣，等腹部隆起後，屏氣。

④在屏氣狀態下，腹部用力，壓縮吸進來的空氣。若覺得這個動作不太好做，可以用雙手壓腹部。這個時候，腹部的能量會慢慢變多，隨著壓縮能量放出光芒。

⑤當感覺到不能繼續負荷被高壓壓縮、變成光的能量，請大口吐氣。然後，想像直到剛才還聚集在腹部的光能量，像漣漪一樣擴散至身體各角落。

只要重複進行這個活動三次，腹部周圍就會變暖和，由內而外恢復精神，整個人就像充飽電一樣。

以前我經常往返東京和大阪。有時候在尖峰時刻買不到坐票，就只能從東京一路站

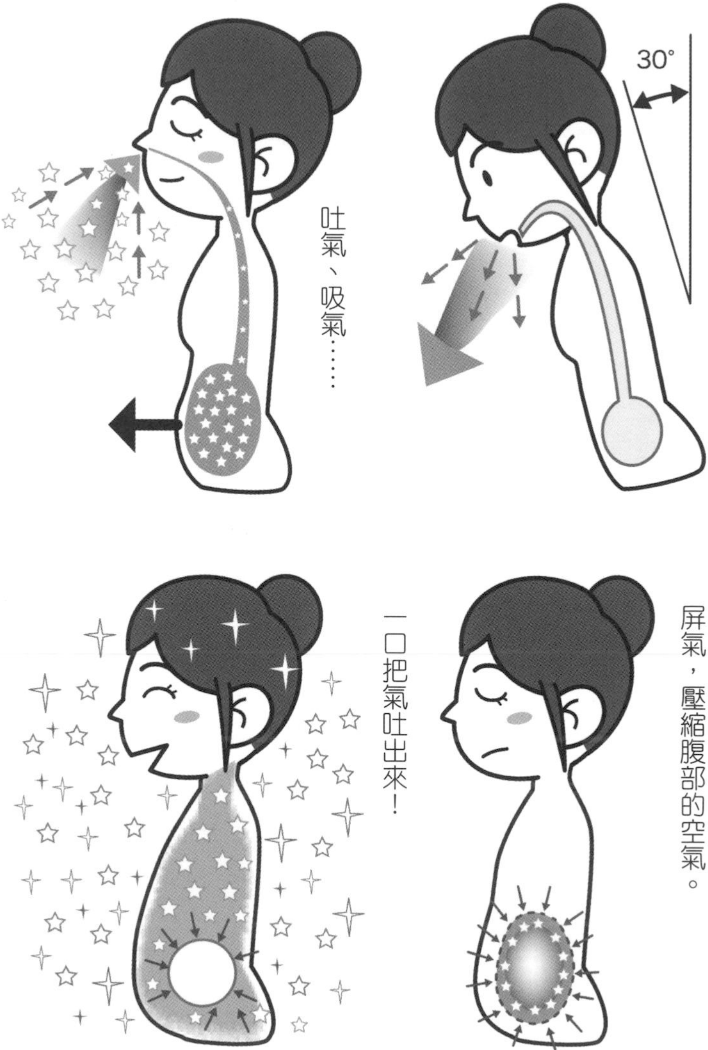
30°
吐氣、吸氣……
屏氣，壓縮腹部的空氣。
一口把氣吐出來！

到大阪。這種時候，我會站在通道上，進行丹田想像呼吸法。只要幾分鐘，精神和狀態就會變好，就算下車後馬上開始教課，也不覺得累。

早上進行一次，一整天都能保持好精神。如在睡前也做一次，可以讓你在精氣充足的狀態下入睡，能提升睡眠品質，消除疲勞。

丹田想像呼吸法可以改變腦波

腦波檢測實驗證實，進行丹田想像呼吸法時，會產生約10赫茲的中速α波。

因此，**感到焦慮不安時，先不要想東想西，請試試看丹田想像呼吸法，做幾分鐘也好。**以「吐氣、吸氣、屏氣」為一組，進行三組，腦波就會轉換為中速α波。這麼一來，不僅靈感會源源不絕，也會增強直覺和決斷力。

所有東西都有環狀的能量場

接下來要正式進入能量訓練了。

首先，要先了解任何東西都具備**「環狀能量場」**。

「環狀」是指像甜甜圈一樣，中間有個空洞的圓圈曲面，也可以稱作圓狀面、輪狀面。大到銀河系小至基本粒子，萬物皆是在環狀能量場的範圍活動。

人類也被環狀能量場包圍。也能說是每個人發出的能量，形成了環狀空間。這就是環狀能量場。

環狀能量場並不是固定的。能量就像川流不息的河川經常流動著。

環狀能量場會隨著流動而讓能量循環。

另外，環狀能量場有兩種流動方向。一個是由天至地、從上往下流動的方向，稱為**「天之氣環形能量」**；另一個是由地至天、從下往上流動的方向，稱之為**「地之氣環形能量」**。

天之氣環形能量可將宇宙的各種能量注入至體內，而地之氣環形能量可以吸取地球

各種環狀能量場

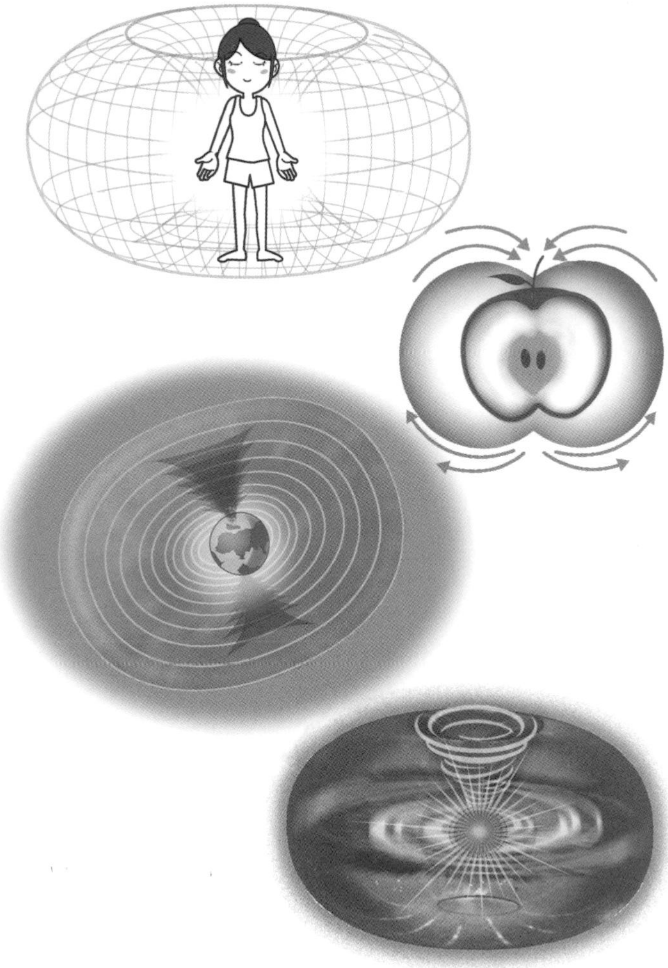

上豐碩的能量，與宇宙產生連結後，產生循環。

三個丹田腦、七大脈輪及腦的三層結構

在進行環形能量訓練前，我要先簡單說明這個訓練會運用到的三個丹田和七大脈輪。連結以下網址或掃描QR碼，即可取得相關資料，了解三丹田、七大脈輪及大腦之間的關聯性。

三個丹田指的是上丹田、中丹田、下丹田。

●上丹田　位於額頭，掌管腦力、直覺、深奧智慧、預知能力、運勢、好運、潛能發揮。與大腦新皮質（思考腦）連結。

●中丹田　位於胸部，掌管愛、團隊感、人際關係、協調性、表現力、諮詢能力。與大腦邊緣系統、間腦（情緒腦）連結。

●下丹田　位於下腹部，執掌體力、氣力、情緒穩定、決斷力、經濟力、獨立性、活力、性慾。與腦幹（生存腦）連結。一般所說的「丹田」，大部分是指下丹田。

http://frstp.jp/zn10

腦的 3 層結構、3 個丹田及 7 大脈輪

「腦的 3 層結構」

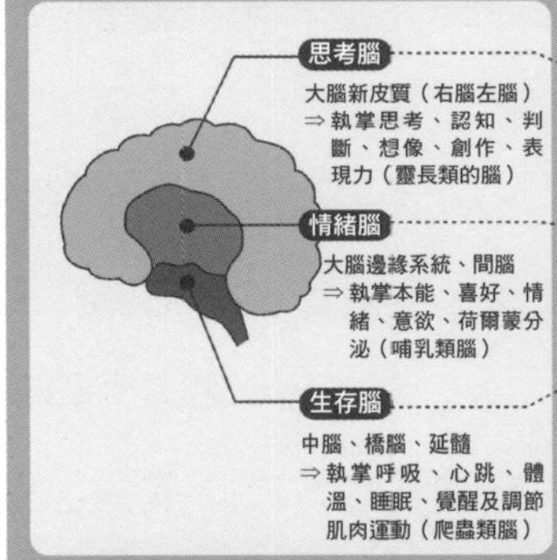

位於大腦最外側的稱為大腦新皮質，主要負責思考、想像、事物認知和判斷、創造及表現等須要動腦的活動，分為右腦與左腦。中間是邊緣系統和間腦，主要分泌各種生存所需的重要荷爾蒙。執掌本能、喜好、情緒、意欲等。最內側則是由中腦、橋腦、延髓等組成的腦幹，負責調節呼吸、心跳、流汗及各種肌肉運動。

一般所說的腦訓練，是指鍛鍊最外側、負責思考功能的大腦新皮質。但若想激發腦的無限可能，就得包括情緒腦和生存腦在內進行全腦訓練。

「3 個丹田」

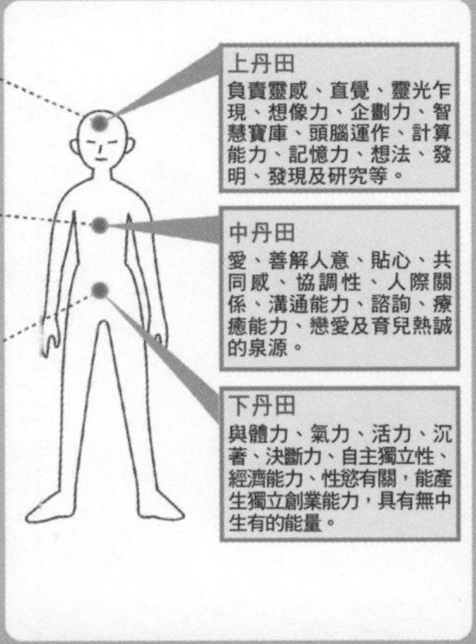

在擁有五千年歷史的中國氣功中，人類體內有稱為丹田的三個能量點。這三個能量點分別稱為上丹田、中丹田、下丹田。一般認為，位於肚臍下方的丹田叫做下丹田，中丹田位於胸部中心附近，上丹田則位於腦中和中心部位的腦幹。這三個丹田有各自的功能，只要活化它們，就能發揮各種能力。

「7 大脈輪」

脈輪的位置和名稱
顏色 / 作用

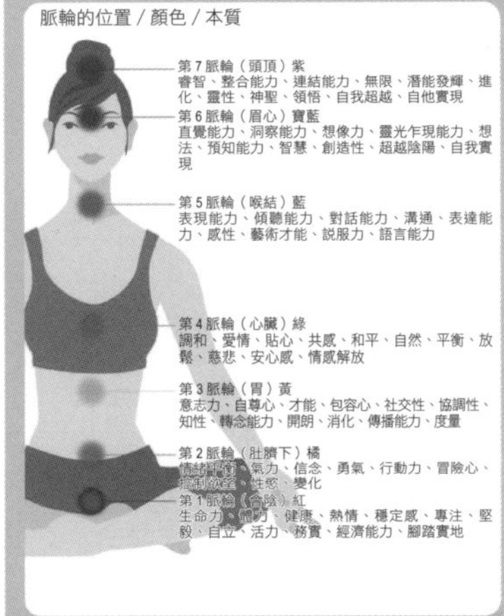

脈輪（Chakra）是印度傳統醫學阿育吠陀的理論，認為人體的中心線上有七大能量來源，從這裡形成所有的能力，在梵語中Chakra是「光之輪」的意思。各脈輪皆有各自的名稱和相對應的顏色及功能，只要正確活化並整合，身體或精神都能發揮高水準的能力。

資料來源：《イメーツ気功》《倍音パクー活用法》《倍音パクーゼューティーエケササイズ》山岡尚樹（Shinko Music Entertainment 出版）
Copyright (C) 2020　一般社團法人　新腦力發現育成協會

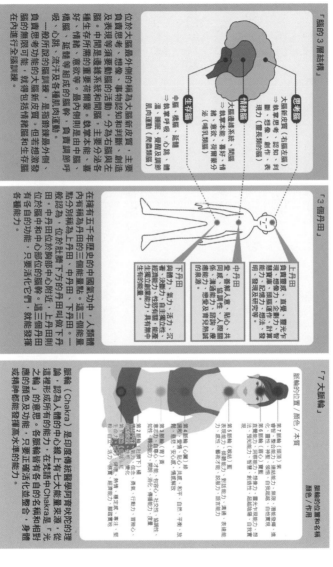

在這裡也簡單介紹一下七大脈輪。

●第一脈輪　位於會陰附近，主掌生命力、體力、熱情、穩定感、專注力、堅毅、獨立性、務實、經濟能力、腳踏實地。

●第二脈輪　位於肚臍下方，掌管情緒平衡、氣力、信念、勇氣、行動力、冒險心、控制欲望、性慾等。

●第三脈輪　位於腹部中央，掌管意志力、自尊心、才能、包容心、社交性、協調性、知性、轉念能力、開朗、傳播能力等。

●第四脈輪　位於心臟附近，掌管調和、愛、貼心、共感、和平、平衡、放鬆、慈悲、情感解放等。

●第五脈輪　位於喉部，掌管表現能力、傾聽能力、對話能力、說服能力、語言能力、溝通能力、藝術才能等。

●第六脈輪　位於眉間，掌管直覺能力、洞察能力、想像力、靈光乍現能力、預知能力、智慧、創造性、自我實現等。

●第七脈輪　位於頭頂，掌管睿智、整合能力、進化、冷靜、領悟、靈性、神聖性、領悟、自我超越、自他實現等。

「天之氣的環形能量」

接著要介紹環狀能量訓練的進行步驟。這個訓練主要是在**想要替自己注入必要能量**時進行。

①決定想注入哪種能量。先假設想注入的是「度過美好今天的能量」。當然你也可以設定「這週」或「這個月」

②想像「今天過得很完美的自己」。你用什麼表情與誰碰面，結果如何？想像得愈真實愈好。可充分運用影像、情感及體感這三個方法。

③完成想像後，在這樣的狀態下形成圓形氣團（請參考第一三八頁）。訣竅在於透過全身感受讓你度過完美一天的能量，將能量濃縮進圓形氣團。接著身體放鬆，肩膀不要出力。

④將圓形氣團慢慢放到頭頂，由上往下灌入自己體內。抵達腳邊的能量，滲入大地深處，形成環狀氣流緩緩上升，接著從頭頂進入體內。請想像這道氣流循環著，並且不

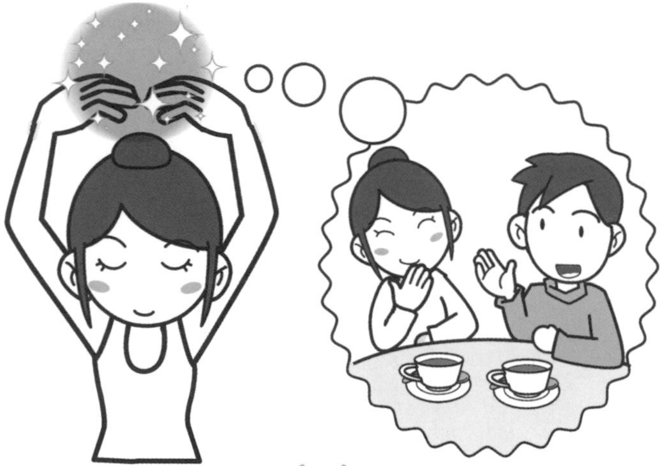

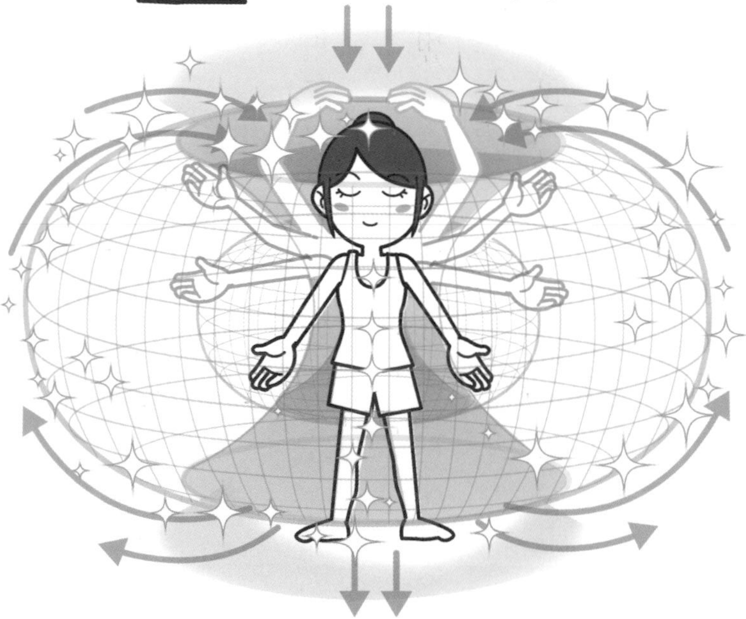

要只有想像，請實際用雙手將圓形氣功搬移至頭頂，然後雙手由上往下移動，想像將能量注入身體。

由上往下流動的能量，一開始移動到上丹田，接下來是中丹田，最後抵達下丹田，刺激各丹田，讓它們充分發揮能量。請想像光線由上往下依序照亮這三個丹田，能量大增的樣子。

比較熟悉脈輪而非丹田的人，請想像光照射在七大脈輪的樣子。光線沿著頭頂，依序照耀在眉間、喉嚨、胸部等脈輪上。

無論是想像丹田或脈輪，當雙手往下移動，想像雙手經過的丹田或脈輪發光的樣子，就能實際感受到能量。

同時，請想像圍繞身邊的能量場不斷改變的樣子。**新的能量場會改變自己的潛意識，這麼一來，現實生活就會開始產生變化。**

「地之氣的環形能量」

接下來是地之氣環形能量。**在這個活動中，我們要汲取地球上豐富的現實創造能**

量，讓能量在體內上升，從頭頂射往宇宙並不斷循環。這個活動與天之氣環形能量為一組，因此請一起進行。天與地的能量透過自身串聯在一起，就會達到相乘效果。

①放鬆肩膀。

②從雙腳吸取充滿生命力的地球能量，同時，用雙手從腳邊撈起能量。

③想像能量從腳底慢慢推進至膝蓋、大腿、會陰、腰部、背，然後依序從三個丹田由下往上慢慢發光的樣子。如果不熟悉丹田的人，可以想像七大脈輪由下往上依序發光的畫面。

這個時候，如果能想像從地球中心升起一隻散發著彩虹光芒的龍（巨龍能量）刺激丹田或脈輪，並且呈螺旋狀往頭頂上升，效果會更好。

④抵達頭頂的彩虹色龍，瞬間幻化為鳳凰（鳳凰能量），展開巨大的羽翼往宇宙飛去。鳳凰展開的羽翼，降下七彩的環形能量，重新回到地球上。

⑤再一次用雙手汲取地球的能量，以雙手撈起腳邊的能量，讓能量在體內上升，從頭頂發射至宇宙。反複進行這個動作多次。

創造連結宇宙、自己及地球的「宇宙自我軸」

透過實踐天之氣與地之氣環形能量活動，環狀能量場就會變得很有威力，能夠加速願望的實現。請體驗身心腦結合後發出的環形能量，讓宇宙和地球連結起來的感覺。

我將該能量場的中心軸稱為「宇宙自我軸」。

請一定要每天進行這兩個環形能量活動，並享受這個過程。這不僅能加速願望實現，還能增強體力，淨化你體內的穢氣。

輸入平行世界能量

我們在第四章製作了「想像圖」（第一二六頁），明確設定了平行世界的樣子。

在這裡，請使用想像圖進入平行世界，把平行世界的能量變成氣團，灌入自己體內。

①再看一遍想像圖上，真心期待著平行世界體驗，在想像中進入平行世界。

②盡情體驗平行世界，當感覺到「我已經感受到變化了，現在很快樂、幸福」之後，就大口深吸呼並且雙手緩緩合十，確認全身包圍在平行世界的能量中。

③雙手合掌。藉此，慢慢增強平行世界的能量。

④雙手稍微分開，聚氣。位於雙手之間的，是平行世界的能量。隨著持續聚氣，能量越來越強大並放出光芒。利用這道光凝聚圓形氣團。

⑤將耀眼的圓形氣團移動至頭頂，慢慢注入體內。想像能量從頭頂灌入，腦內的情緒和思考都被平行世界的能量改變了。

⑥這道能量從大腦擴散至喉嚨再抵達心臟和全身，**改寫了內心的潛意識模式和舊觀念。**這個時候，請說聲「感謝你至今的付出」，改寫過去的思維和能量。這樣就能順利改寫它們。

⑦從頭頂進入體內並抵達腳邊的能量，這次隨著環狀的流動路線移動至頭頂，並再次進入體內，流向腳邊。好幾層的光能量場以及平行世界的能量場都圍繞著自己。

⑧靜靜將雙手交疊在心臟上，注入光的能量。這樣就能讓心煥然一新。最後，雙手緩緩往丹田移動，稍微用力按壓，雙手往左邊及右邊各轉三圈，確實將能量灌入體內。

透過這個活動可以改寫自己的潛意識。最後，現實生活就會與具備新能量和頻率的自己產生共鳴，並產生變化。**有「我想做這件事」的念頭時，就會遇到能幫你完成這件事的貴人和好事**。越有「好事要發生！」的感覺，就越容易好運連連。

平行世界的自己，會發出「現在最好這樣做」「機會來了！」「最好不要那麼做」等各種訊息。由於是由心接收到這些訊號，所以請傾聽心的聲音並採取行動。口號就是**「跟著直覺走」**。

身邊的任何小事都可能是訊息。「不知所措」時，可能會不小心瞄到照片、看到美麗的夕陽、聽到隔壁的人說的話，這些全部都是訊息，都是來自平行世界的協助。

宇宙由意識組成，自己的宇宙會支持你的改變。請帶著自信行動。這麼一來，現實生活就會以前所未有的速度和規模開始改變。

請持續進行這個活動。在持之以恆的過程中，期待的平行世界就會越來越清晰，會更清楚感受到。當能鮮明地想像理想中的平行世界，就會產生無法言喻的感動。現實生活也會朝這個方向迅速變化。

「美容、健康」心得文

變得充滿能量、精神百倍！

我在身體出狀況的時候，進行了淨化與昇華以及光的想像訓練，當時整個身體都感覺到一股像壓力的力量襲來，我知道這是能量進入體內的感覺。這個感覺非常特別，我細細體驗後，身體漸漸好轉，也開始恢復食慾。執行的過程大概七～八分鐘。我覺得身體確實有感受到一股能量。（R・N／女性）

用調諧器舒緩眼睛疲勞

自從我開始實踐書裡的活動後，變得好入眠多了，而且睡得很熟。同時，我也不再酗酒。因為我整天都必須盯著電腦，眼睛相當疲勞，當我敲響調諧器並放到眼睛上，覺得舒服許多。我進行上帝之

手訓練過後，用指尖輕撫闔上的眼睛，眼皮上的異物感也立刻消失。（M・N／男性）

原本膝蓋有疼痛問題，復原速度比往常快

春天一到，我就喜歡騎自行車到處跑，但今年膝蓋又痛了起來。我想要靠自己的力量舒緩膝蓋痛，因此開始想像身在未來、已經治療好膝蓋痛問題的自己，並進行光的想像訓練，結果，通常要二～三週才會好的膝蓋，竟然三天就不痛了。這樣的經驗前所未有，我的直覺告訴我「值得深入學習！」因此我開始繼續學習全腦活化法。（H・N／男性）

老婆和我的體質都改善了！

容易感冒的體質獲得改善。除了我，老婆的身心也大幅改善。（H・Y／男性）

生病的父親迅速痊癒

我父親跟我住得很遠，他緊急住院時，我想像了他復原的樣子，結果他很快就痊癒了。（K．S／女性）

兒子逃過手術一劫

前陣子我兒子手臂骨折，醫生說至少要打石膏四週。除了劇痛，醫生原本還考慮動手術，但在我進行能量訓練三週後，兒子便可以拆石膏了！而且骨頭也長得很好，目前正在復健中。（Y．K／女性）

髖關節不再痛

我前幾年開始有髖關節痛的毛病。每天都進行環狀能量和光線想像訓練後，疼痛就完全消失了。現在不僅能長時間走路也能運動，出門再也不是件難事。（K．K／女性）

精力十足到忘了自己有慢性疾病！

我接受某項慢性疾病的檢查後，雖然發現數值確實異常，但每天都活力充沛，根本忘了這回事。非常感謝有這樣的奇蹟發生。（M．K／女性）

三個月瘦了八公斤

我抱著懷孕前的衣服進行能量活動，結果三個月瘦了八公斤，最近一個月又瘦了五公斤，終於可以穿下小尺寸的衣服。我也不再會因為壓力就暴飲暴食，也不會想吃甜食或炸物，飲食自然變健康。（Y．K／女性）

愛犬變健康了

我的狗因為心律不整，所以夏天總是無精打采，最近我向宇宙祈禱，希望改善愛犬的健康。將光的能量送給愛犬後，就算是大熱天，牠也只要稍微休息一下，就能恢復活力。（A．S／女性）

血壓恢復正常

我原本有高血壓，但每天持續進行環形能量訓練後，便恢復正常值了。（R・K／女性）

第六章

「極致訓練」與配合各種目的的「實用訓練」

與高次元能量連結的極致訓練「上帝之手」

碰觸超越人類和地球的能量

這一章要進行的是極致的訓練，可以讓我們與宇宙遠方的最根本能量連結，用這股能量改變現實。

如果從第一章開始的讀者，想必已經慢慢了解氣場和能量的世界，能順利進行這個極致訓練，但如果是直接跳到這章也沒關係。不過我會談到接收神的能量等比較縹緲的內容。

我們生活在這個地球上，生活中充滿各種限制和框架，也可能受到潛意識裡的舊觀念束縛。

有些人想擺脫這些枷鎖，所以嘗試了本書的各種活動，卻無法順利進入平行世界。或者雖然「氣」一度改變過，但最後又故態復萌。

這種時候，如果能嘗試全新的做法，就能意外有所突破。像是如同接下來要介紹的訓練法，嘗試接收高次元的能量和宇宙最根本的能量。

我們的意識經常被關在肉體這個狹小的容器中，如果能跳脫肉體限制，讓意識往地球、宇宙甚至更遠的地方飛去，就能用更高的視野俯視當下的狀況。這麼做可以用直覺理解自身存在的原因和真正想做的事，讓人感到相當暢快，知道「沒錯，就是這個！」感覺一切都完整了。

請透過身體細細體驗這種感覺，同時，自己所產生的**高次元能量是非常強大的力量，可以運用在各種訓練中。**

雙手舉高，觸碰神的世界！

接下來要先進行的，是與高次元能量產生連結的極致活動「上帝之手」。請跟著引導文，實際移動雙手，或者在想像中運用雙手。

左方為引導文。可以一邊朗誦一邊想像，或者連結下列網址或掃描QR碼，即可下載引導文的音檔。

首先，雙手放在胸前合十。手掌緊密貼合，讓體內流動的陰陽能量調和。

http://frstp.jp/zn11

然後慢慢打開合十的雙手，往上、再往上舉起。
手一口氣往上伸長。不斷不斷往上伸。
你伸到了不能再往上伸長的地步了嗎？
如果是，就想像雙手又繼續往上伸。
想像你的雙手突破天花板、房子，一直往上伸。
你感覺非常舒爽。
請感受手不斷往上伸的感覺。
高舉在天空上的手，又繼續往上空伸，衝破雲端繼續延長。
突破大氣層、衝破地球，再繼續往上。
突破太陽系、銀河系，抵達宇宙盡頭。
緊接著，雙手超越物理次元的宇宙，往五次元的宇宙伸去。
你現在相當舒適。
五次元的宇宙超越時間，也超越空間。你的手到達了這個領域。
位於五次元宇宙的雙手，又繼續往上延伸，進入六次元空間。這是個沒有自他分別、一切融合在一起的宇宙。

然後，當你繼續往上伸，來到七次元空間之後，光的能量與你的雙手融為一體。你的手就像神之手，具有創造萬物的能力和能量。

接著，將手往八次元、九次元、十次元伸去，最後抵達宇宙最根源的領域。那裡是形成所有量子的零點場（Zero Point Field）。

以眾神的世界來講，即宇宙創造神的領域。你的手現在即是神之手。你的手在這個領域與耀眼的光源融為一體。

接下來，從這個慢慢返回下一個次元。

從遠方的眾神世界，逐漸返回十次元、九次元、八次元、眾神存在的七次元，然後是六次元，並來到不存在時空的五次元。

接著再從五次元返回你所存在的物理次元，此時，你的雙手剛好落在胸前。

現在是可以發出神之能量的雙手。

這雙手在胸前合十，形成圓形氣團。請仔細感受截然不同的高次元能量。

現在，請將雙手朝外，想像高次元能量從身體往周圍擴大。

周遭逐漸充滿高次元能量。慢慢形成舒心安定的空間。

接下來，請將雙手朝向自己，往左右腦靠近。在貼近大腦的附近，稍微動一動雙手，將高次元能量送往腦的中心。

這麼做能讓左右腦整合，讓屬於精神世界的右腦和物理世界的左腦合而為一。

接著，雙手前後移動，讓時間融合。

前方有來自未來的能量、後方有來自過去的能量在流動，並往腦的中心灌注。

過去和未來的能量在大腦中心整合，形成了「現在這裡」的能量。想像松果體接收此股能量閃閃發光的樣子。

然後，雙手包覆住整顆頭，從各種方向將高次元能量灌入腦中。你的大腦各區域都接收著能量，慢慢活化。

接下來，請將手放低至身體，將光送至胸部、肩膀、肺、腹部、背部、腰、臀部、腳及全身。

雖然你移動的是有形的手，但周遭早已出現無數雙神之手。這就是上帝之手。

全身充滿高次元能量後，請慢慢將雙手在胸前合十。

在心裡朗誦以下內容。

感謝一切時空。

感謝所有緣分。

感謝發生的種種事情。

感謝全部的我。

現在的你，因為上帝之手，身心腦都充滿了高次元的能量。

請仔細品味這個感覺，然後跨出一步又一步。

透過雙手、腦及全身感受到宇宙最根源的能量了嗎？

這個世界充滿著能量。例如，生命能量、能量景點的能量、星體的能量、神的靈氣等等。如果你能確實感受這類能量並靈活運用，人生就絕對能變順遂。

多種實用訓練

能量分為順時針和逆時針循環

從這裡開始，將要告訴讀者們有助於掌握能量的知識，以及有哪些方便的工具能幫助我們進行能量訓練。

做完上帝之手的活動後，便會處於一個高能量的狀態，因此請在這個狀態下嘗試各種事。你可以重新進行本章前面介紹的各種活動。

首先，我要先來介紹能量的運轉和作用。

形成宇宙的基本能量，是呈螺旋狀流動。從基本粒子所形成的微型世界，到ＤＮＡ的雙螺旋結構、在洗臉盆注水，然後壓下栓塞的水流、鳴門的渦潮（日本鳴門海峽上的漩渦景觀）、颱風、龍捲風、地球・太陽系及銀河系的運行，全都是呈螺旋狀運轉。

螺旋運轉分為順時針（右轉）和逆時針（左轉）。

右轉也是旋緊螺絲的方向。作用包括前進、釋放、給予、注入、促進等。以陰陽來講，右轉屬於陽的能量。

左轉是鬆開螺絲的方向。作用包括鬆解、緩和、吸收、接受、抑制等，是屬於陰的能量。

我們可以透過順時針和逆時針旋轉，將陰陽兩種能量運用在前面的能量訓練中。

以上帝之手來講，當伸長的雙手抵達高次元的能量領域後，如果能從自己的方向以逆時針方向畫出螺旋的形狀，就能讓手和身體吸收能量。

而如果想釋放出吸收的能量，就用手以順時針的方向畫出螺旋的形狀。

這個方法也可以很簡單地運用在日常生活中。例如，當看到遠方有一顆雄偉的大樹，而你希望能從它身上得到能量時，只要向大樹的方向張開手、畫出逆時針的螺旋狀，就能吸收大樹的能量。

也可以旋轉自己的身體。如果想藉助高次元的能量、消除體內堆積的穢氣，可以往上看並向左旋轉。同時，請想像穢氣散出的樣子。如果在一個乾淨的空間汲取新能量，就往上看並向右轉，這樣就能補充能量。

請像這樣把這個方法運用在各種場合。

不同目的有不同的能量工具和想像法

進行完上帝之手的活動後，形成圓形氣團，利用圓形氣團打造各種工具，就能產生非常強而有力的能量工具。

並且，這樣做也能提升想像力，因此運用範圍廣泛。

當然，不管有沒有進行上帝之手的活動，都能運用這些工具和想像。經常練習，就能在需要的時候，隨時隨地使用這些能量工具和想像力。

●停止胡思亂想

當出現恐懼、迷惘的念頭、對過去發生的事感到後悔、對未來感到不安，可以用這個方法清空這些念頭。

想像五根手指頭放出一定長度的光能，朝著頭部做出揮掃的大動作。同時，口中朗誦「消失、消失」。當你感到舒暢，就能專注「當下」。

●斬斷爛桃花

我們也可以運用想像力和能量來斬斷接二連三的爛桃花。

想像想斬斷的狀況和關係，用氣之劍俐落斬下。同時，請用慣用腳踏地板，做出揮舞氣之劍的動作，斬斷應該切斷的負面能量。多做幾次，直到你覺得通體舒暢為止。

不過，當想斬斷孽緣，不能想像與對方關係的畫面。該切斷的是潛意識的運作模式，因為它才是導致你老是引吸引同一種人的原因。

●守護自己的「黃金盾牌」

如果想擺脫紛亂的私慾，專注做一件事，或者想避開負面能量、毀謗中傷、邪惡的誘惑等，可以用想像和能量製造一個散發黃金光輝的盾牌。製造盾牌時，重點是要相信「自己可以受到全面的保護」。

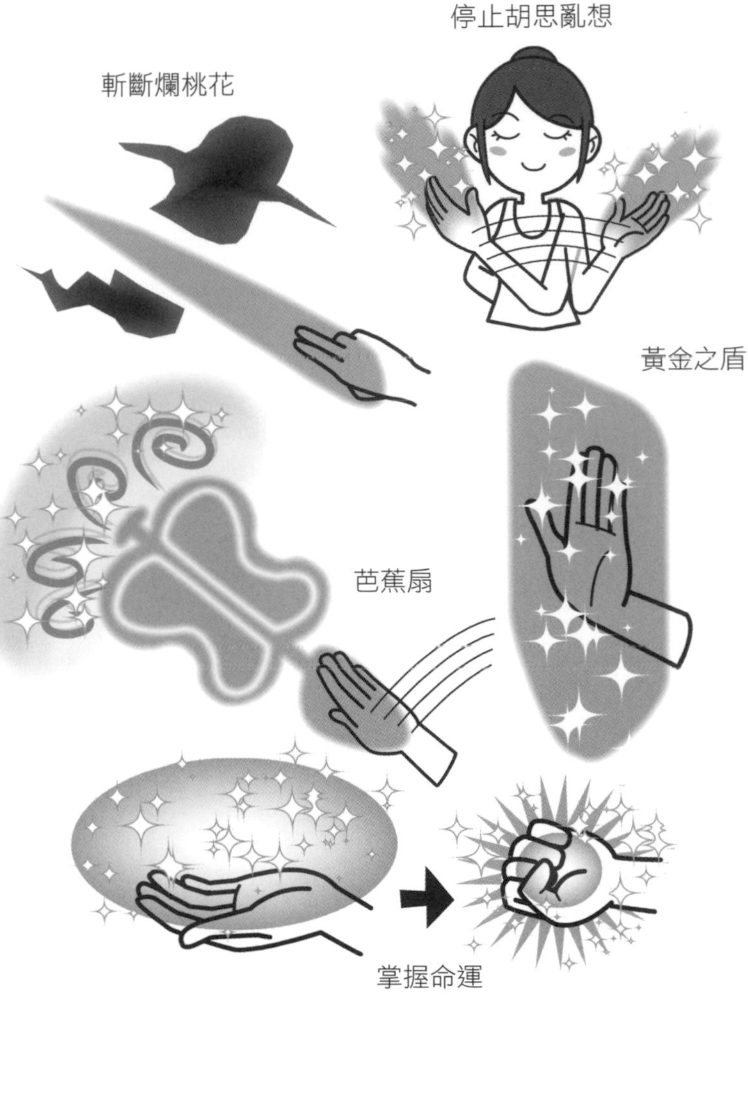
停止胡思亂想
斬斷爛桃花
黃金之盾
芭蕉扇
掌握命運

●驅趕穢氣的「芭蕉扇」

這裡所說的芭蕉扇，即是《西遊記》中出現的魔法扇子。芭蕉扇擁有強大的威力，輕輕一揮就能把孫悟空吹得老遠。用這股扇狀的能量，揮動一個地方的空氣，就能一口氣淨化不流通的空氣和沉悶的氣氛，使人心情變舒暢。

●抓住並吸引好運氣

用手抓住好運。

想像期待的狀況，慣用手朝上張開。眼睛看著這隻手，想像從宇宙各處吸引了所有你需要的運氣和貴人等等。凝縮其中的精華、再凝縮……，然後一把抓住。

重點在於全力想像「所有我需要的能量，全部過來！」並且強而有力地做出抓取能量的動作。

如果想和朋友一起抓住運氣，可以所有人一起進行，效果更會大增。

●再進行莫比烏斯訓練

有關第一一二頁介紹的莫比烏斯訓練，很多人遇到的問題都是「我想讓能量呈8字形流動，但總是做不到」。他們的問題不外乎是過程不順利、覺得不協調或不舒服。

遇到這種問題時，請先進行「上帝之手」的活動，連結高次元的能量後，再進行

「光之莫比烏斯環能量訓練」，想像莫比烏斯形狀的能量發出光芒的樣子。
過程中，不協調和不舒服的感覺都會慢慢消失，能量循環變流暢，情緒和狀況也會跟著改善。

將能量封存於體內和物品中

將高次元能量以及自己喜歡的能量景點的能量等，保存於自己想像的圖形裡，就能隨時取出來用。

①想像在一個部位設置了能夠存封能量的圖形。建議可以採用以下的圖案組合。
・在大腦中心設置一個高速旋轉的星形八面體（類似金平糖的星形立體）。這樣就能更容易與各種平行世界連結，接收靈感和訊息（參考文獻：《打開你體內的13大脈輪，招喚幸福的CD有聲書／暫譯》（あなたの中にある13チャクラで幸運を呼び込むCDブック）和泉貴子著／ARC.出版）
・在心的中央，設置一個高速旋轉的正八面體。使之成為環形能量場的中心點「宇宙自

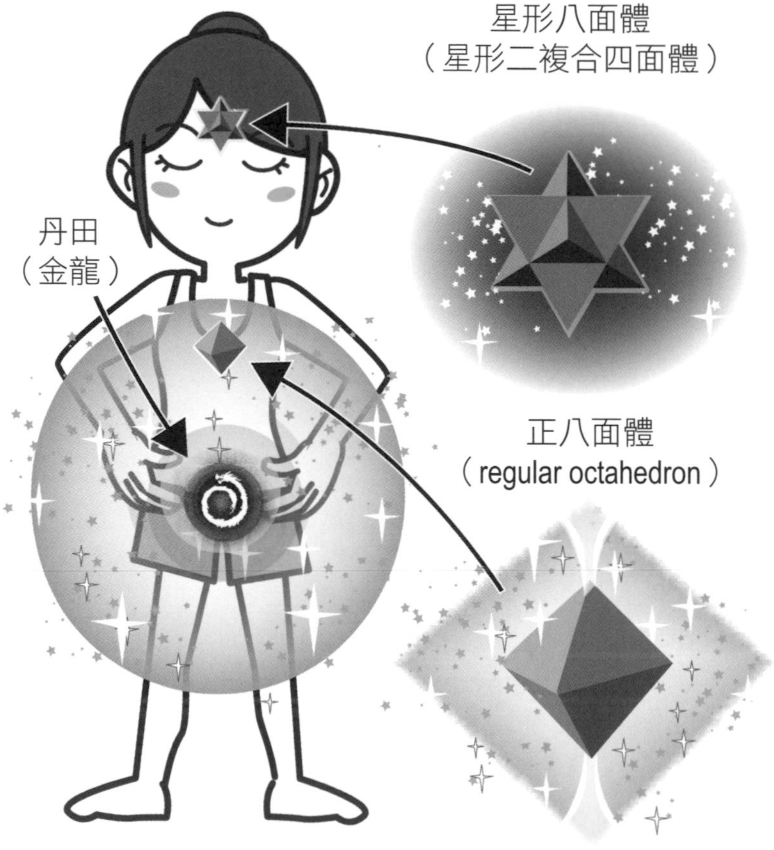
星形八面體
（星形二複合四面體）
丹田
（金龍）
正八面體
（regular octahedron）

我軸」的核心。

・想像下丹田有一隻金色的龍，將能量儲存起來。這是創造現實的強大能量。

②與高次元的能量（也可以是平行世界或能量景點）連結，在這樣的狀態下形成圓形氣團，邊想像①的圖形，邊用雙手貼附在各部位上，存封能量。這樣就可將能量保存。

③想取出能量使用時，只要專注想著封存著能量的圖形，想像該圖形射出光芒的樣子，就能取出能量。

這個方法也可以用在物品上。例如能量礦石、手環等飾品、筆記本等。步驟相同，想像把能量封存至該物品中，用雙手覆蓋物品，以順時針的方向描繪螺旋，將能量封存。另外，也建議可以將能量封存至神聖的幾何圖形貼紙中，然後貼在手機或錢包上。

出奇簡單！「隔空能量傳輸訓練」

決定好能量，把能量推出去

至今為止，我已經透過遠距的方式，從埃及等國內外的能量景點，將能量送給超過一萬人。遠距能量傳送是指透過想像，將能量傳遞給身在遠方的人。

或許大家會覺得「雖然你這麼說，但我不可能做到」，其實這並沒有那麼難。只要方法正確，無論對方在多遠的地方，一定都可以將能量傳遞過去。

我們在日常生活中會說心裡有不祥預感、彼此心有靈犀、默契十足等等。自古以來，我們就很自然地懂得將自己的想法和能量傳遞給別人。

實際進行這個訓練時，須明確想像自己要把哪種能量傳遞給對方，並且具備傳遞的意圖。這麼一來，就會產生「要將這種能量傳給他」的堅定意志。

接著，想像這股能量飛出、傳送至對方身邊的樣子，並做出推出圓形氣團的動作。

你也可以傳輸我在第一〇七頁介紹的光能量。這道光不只能讓身心舒暢，也能將這股清新的能量變成圓形氣團，傳送給別人。

想像這股能量抵達至所愛的人身邊之後，能量便從對方的頭部進入到身體，然後他身邊的「環狀能量場」突然變亮，且這個狀態能持續一陣子。有了你的加持，對方的狀況也會越來越好。

同時，我也建議傳送莫比烏斯環的能量給別人。

想像對方站在莫比烏斯環的一個圈裡，其他人則在另一邊的圈裡，他們之間透過莫比烏斯環產生良好的關係，將這個畫面傳送給對方。很多實例顯示，這樣做能讓別人遇到好的緣分、改善各方面的人際關係和經濟狀態。

在日常生活中習慣轉換能量的「萬能訓練」

看到這裡的讀者，想必已經充分了解各個情況適用的能量訓練法。請務必在日常生活中運用這些方法。

最後，要介紹在任何狀況下都能立刻改變能量的「萬能訓練」。

當突然想到令人擔憂或讓情緒變負面的事情，先將這股能量抓在雙手之間，此時會感受到這股能量有些晦暗、虛弱、有點沉重等等。

接著，將這股能量放在胸前，唸誦「靜止不動」，將能量固定在胸前。

然後，在心中想著這股負面能量的來源，並想像「慢慢改善至最佳狀態的樣子」。這股能量將會變得明亮、輕盈。

當感覺「差不多了，已經到了最佳狀態」，想像這股能量開始發光，心中充滿喜樂、感動，並經這股能量化做圓形氣團，移動至頭頂，灌注至全身。這麼一來，無法言喻的安心感和幸福感就會擴散至全身和周圍。

養成進行「萬能訓練」的習慣，就能活化身心腦，改寫負面的潛意識。

改變能量就能改變宇宙

發生在身上的所有事情，都是自己造成的。

因此，只要改變自己，就能改變現實。

為了達到這個目的，最重要的就是想像期望的狀態，並與理想世界的能量連結。將這股能量注入體內，進行環形能量訓練改變現實（第一六〇頁），或者進行隔空能量傳輸訓練（第一八九頁），加入愛的力量，將能量傳送給他人。

這個方法不只能用在人身上，所有存在於同個空間的事物都能活用這個方法，包括動物、植物、礦物、身邊的任何物品等等。請讓身邊的所有東西都充滿美好的能量。

地球和宇宙也相同，請全部都連結在一起。請將自己的意識與地球、宇宙同步，並進行書中介紹的這些訓練。

當感覺到通體舒暢，請朗誦這段感謝詞。

感謝一切美好。

感謝全部的宇宙。

感謝全部的地球。

感謝全部的時空。

感謝全部的存在。

感謝全部的緣分。

感謝我自己。

感謝我的全部，謝謝。

這麼一來，心中就會出現一股靈魂的能量。

存在的使命和真正的才能甦醒後，你將能活出自我實現的人生，讓自己和他人都得到幸福。

結語——三個月人生就出現驚人變化！

我現在正在推廣能活化身心腦、好好創造自他實現人生的「Awaker Program」課程。「Awaker」指的是真正了解自己的「覺醒者」。該課程集結了我這二十四年來累積的知識，透過全腦活化法改寫潛意識，活出自己（靈魂）真正想要的人生，則是這個課程的宗旨。

當然，本書也濃縮了很多相關精華。書中介紹的每一種訓練，實用性都相當高，相信各位一定都能從中獲得樂趣。只要連續進行這些活動三個月，就能形成新的腦內迴路，慢慢改變人生。

但是，這「三個月」也是一個考驗。就像在內文裡提到的，一開始可能會興致勃勃，但獨自做一段時間後，很容易就會開始覺得膩了。

因此，我在「Awaker Program」中設計了「夥伴系統」。新學員進來後，我們會搭配一位已經學會全腦活化法的「搭檔」（夥伴），在新學員遇到瓶頸、疑問，或者對於訓練的實踐法有不懂的地方時，搭檔可針對每個人的狀況給予意見。

另外，講座分為線上和實體兩種，因此不管各位住在哪裡，都能配合自己的時間選擇在家聽課。國外的學員也有增多的趨勢。

如果你對「Awaker Program」有興趣，請一定要參加體驗課程。

和我一起花三個月改變人生吧！

全腦活化籌辦人　山岡尚樹

Note

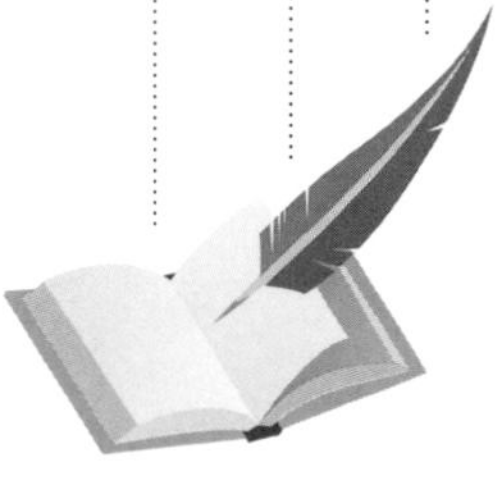

Note

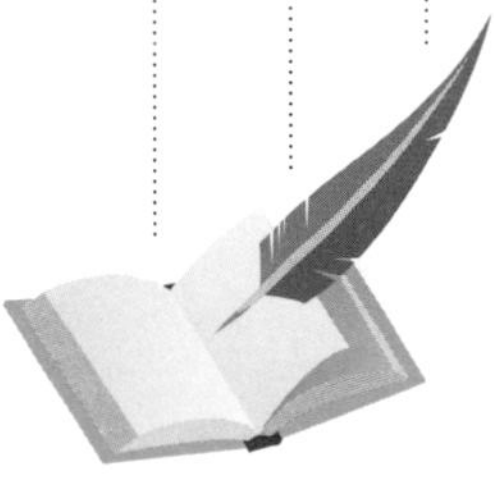

國家圖書館出版品預行編目(CIP)資料

潛意識讓你心想事成：活化大腦，讓現實如你所願 / 山岡尚樹作 ; 楊毓瑩譯. -- 初版. -- 新北市 : 世茂出版有限公司, 2022.04
面； 公分. --（新時代 ; A25）

ISBN 978-986-5408-82-4（平裝）

1.CST: 健腦法

411.19 111001282

新時代A25

潛意識讓你心想事成：活化大腦，讓現實如你所願

作　　者 / 山岡尚樹
譯　　者 / 楊毓瑩
主　　編 / 楊鈺儀
責任編輯 / 陳怡君
封面設計 / 林芷伊
出 版 者 / 世茂出版有限公司
地　　址 / (231)新北市新店區民生路19號5樓
電　　話 / (02)2218-3277
傳　　真 / (02)2218-3239（訂書專線）
單次郵購總金額未滿500元（含），請加80元掛號費
劃撥帳號 / 19911841
戶　　名 / 世茂出版有限公司
世茂網站 / www.coolbooks.com.tw
排版製版 / 辰皓國際出版製作有限公司
印　　刷 / 傳興彩色印刷有限公司
初版一刷 / 2022年4月
三刷 / 2024年4月

ISBN / 978-986-5408-82-4
定　　價 / 320元